Антонина Кравцова

Как мир говорит с нами

Применение технологий
Григория Петровича Грабового
в повседневной жизни

2017

Кравцова А.И.
Технологии спасения и гармоничного развития. Производное произведение по материалам Учения Григория Грабового.

Осознанность любых действий сразу же привлекает человека к пониманию его сопричастности к спасению мира через технологии макроспасения, которые даёт Г.П. Грабовой. Представленные технологии были даны Григорием Петровичем Грабовым в 2002 году в его материалах Учения «О спасении и гармоничном развитии»:

16 апреля 2002 г.: «**1 лекция. Вводная** – для лекторов начального уровня».

23 апреля 2002 г.: «**ЛНУ Лекция 2.** Система спасения и гармоничного развития Григория Грабового. Методика управления посредством концентрации на числах или создание цифровых рядов».

14 мая 2002 г.: «**ЛНУ Лекция 3.** Система спасения и гармоничного развития. Управление посредством фраз. Восемь методов».

22 мая 2002 г.: «**ЛНУ Лекция 4.** Система спасения и гармоничного развития. Технология и методы управления посредством цвета».

27 мая 2002 г.: «**ЛНУ Лекция 5.** Технология спасения и гармоничного развития. Методы управления посредством звука и форм».

Технологии фактически являются базовым материалом как для вновь входящих в Учение Григория Грабового, так и для тех, кто давно занимается практикой управления. Применяя методы и технологии для решения своих задач, человек не только гармонизирует свои события, но ещё легко и широко может передавать другим людям Авторское Учение для управления любыми событиями, в том числе для восстановления здоровья для вечной жизни.

Jelezky publishing UG, Hamburg
www.jelezky-publishing.com
1. издание, май 2017. - 103 с.
© 2017, Jelezky Publishing UG (издатель), Hamburg
SVET UG, Hamburg
2017-1, 06.05.2017

ISBN: 978-3-945549-35-3

СОДЕРЖАНИЕ

1. Введение

Грабовой Григорий Петрович, автор Учения «О спасении и гармоничном развитии», родился 14 ноября 1963г. в посёлке Кировский (село Богара), Кировского района Чимкентской области Казахской ССР.

Грабовой Григорий Петрович – доктор физико-математических наук, академик, автор открытия создающей области информации и оригинальных работ по прогнозированию событий будущего, их управлению, коррекции.

Грабовой Г.П. обладатель исключительного права на зарегистрированные товарные знаки «GRABOVOI®» и «GRIGORI GRABOVOI®» на территориях Европейского Союза, Японии, Китая, Австралии, США (http://www.ggrig.com/ru/trademarks-certificates/).

Запротоколированные результаты **Грабового Г.П.** по точным экстрасенсорным диагностикам и предупреждающему прогнозированию, по управлению событиями посредством генерации биосигнала и излучения мысли изложены в первых трёх томах книги «Практика управления. Путь спасения», запротоколированные результаты практикующих Учение Григория Грабового изложены в книгах «Практика управления. Путь спасения», том 4, 5, 6 (http://www.ggrig.com/ru/control-practices-1-6/).

Учение Григория Грабового «О спасении и вечном гармоничном развитии» создано *«конкретно для того, чтобы каждый мог реально спастись и при этом был обеспечен технологиями вечного развития; и он должен действовать так, как действует Создатель, потому что это система, которая показывает именно путь вечного развития».*

В произведении **Г.П. Грабового** «Методы продвижения произведений Григория Грабового в социальных сетях интернет» показано в методе 49, что для распространения Учения можно продвигать какое-то одно сначала произведение, а потом уже продвигать все остальные. Конечно, есть такие произведения, с которых человеку желательно начать освоение Учения Григория Грабового, например – это уже показанная «Практика управления. Путь спасения», это «Унифицированная система знаний» – http://goo.gl/GN40bu, «Прикладные структуры создающей области информации» – http://goo.gl/V5qfsp, «Воскрешение людей и вечная жизнь – отныне наша реальность!»

Человека может заинтересовать любое произведение Григория Петровича – ведь люди имеют разный уровень подготовки, разные интересы: может быть, кто-то сразу захочет создавать Вечность по картинам из альбомов Грабового Г.П. «Проявления Вечности» – http://goo.gl/yNKnoI, кому-то интересен труд – «Живая космосоциология духовного творчества России» http://goo.gl/1E5cfI и так далее.

Выбор какого-то конкретного произведения для продвижения, например, в социальной сети «Фэйсбук» можно сделать по представленной ниже схеме.

Курс лекций для преподавателей начального уровня обучения интересен тем, что в нём даны технологии спасения для понимания совершенно простых истин, которые доступны каждому. Управление происходит за счёт формирования структуры собственного Сознания.

В лекциях Автор Учения показывает технологии с использованием управляющих систем таких, как концентрация на цифрах, работа с буквами, фразами, словами, системы управления с использованием цветов, звуков и форм. Технологии в производном произведении будут показаны так, как они давались Автором, потому что последовательность в понимании очень важна. Прорабатывая материал и понимая его, человек учится видеть схемы управления духовным видением или просто понимает, что духовное видение у него давно есть.

Дело в том, что при управлении, говорит Григорий Грабовой, *«используются во многом известные механизмы с рождения каждого человека, то есть механизмы мышления, и которые, вообще говоря, во многом существуют как бы автоматически».*

Лекционный курс рассматривает систему управления и фактически организацию такой формы коллективной реальности, которая существует вечно, что значит – каждый человек должен жить вечно в своём физическом теле. Поэтому все технологии лекционного курса направлены на предотвращение возможной глобальной катастрофы. Этот создаваемый уровень говорит о том, что ценность физического тела надо сделать как бы бесценной и недоступной для уничтожения. Это такой уровень предлагаемого образования.

2. Основные этапы управления

Возможен такой вариант логически понятной схемы, что будущие процессы отражаются в виде цифр: например, два плюс два – это четыре. Четыре – это уже действие, казалось бы, распространённое в будущее. То есть мы сейчас делаем: считаем «два плюс два», но мы получаем «четыре» в будущем. Этот пример формирует много ассоциаций. Значит, можно сделать управление на конечном предмете действия.

Например, есть офис на два человека. Это небольшое помещение. Бизнес расширяется. Нужны ещё два сотрудника и помещение должно быть другое. Концентрируемся на цифре четыре, это решение нашей задачи, нашего проекта. «Плюс два» – это плюс два сотрудника, хотя может быть и больше, это и новый офис, это просто расширение бизнеса. Что для этого нужно? Во-первых, чтобы мир вообще существовал, получается, что в число два мы вносим макроспасение.

«Плюс два» – это и есть путь, есть действие, которое надо совершить.

На самом деле человек продумывает всё то, что прописалось на логике, а путь без управления получается ещё длиннее, потому что не закладывается чётко уровень реализации задачи. Во время практики управления задача решается как бы сама собой: приходят новые сотрудники, новый офис находится. И вот – задача решена.

Это простое арифметическое действие можно применить, например, к пониманию технологий спасения, заложив понимание в четвёрку и ассоциировав действие сложения с добавлением новых технологий.

Самая простая первая технология – это управление с концентрацией на конечном предмете действия. И пример – человек идёт в магазин купить нужную вещь. Этапы действий можем обозначить сферами. Естественно, по системе макроспасения первая сфера – это сфера макроспасения и вечного гармоничного развития, чтобы дом просто был, а мы в этом доме гармонично развивались. То есть человек создаёт для себя такой уровень работы, такой поток света.

Вторая сфера – человек должен выйти из дома и пройти путь до нужного магазина. И, наконец, какая-то энная, десятая или в нашем примере считаем, что третья сфера, третье число – это он покупает конкретную вещь в магазине. Достаточно концентрироваться на числе «три», при этом понимая – куда идти и что делать: тогда человек получает управление.

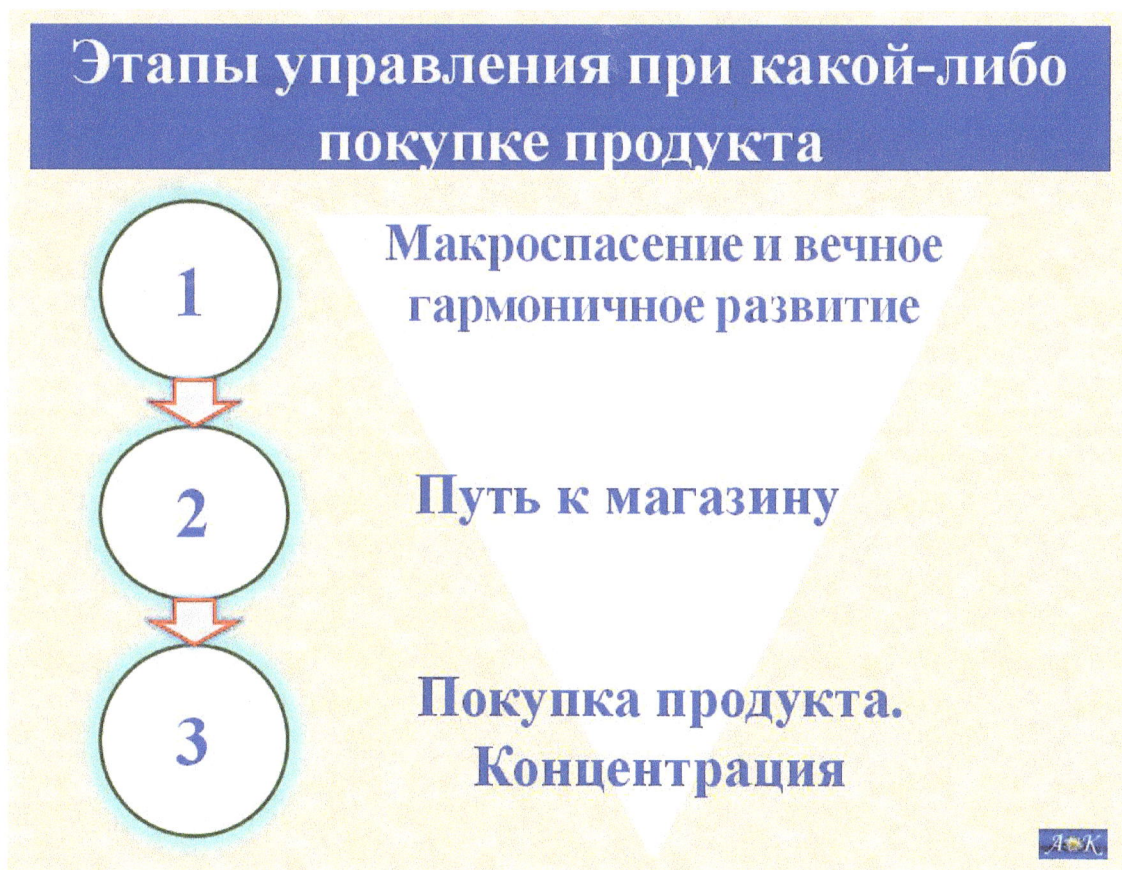

Этапы управления при какой-либо покупке продукта

1 → **Макроспасение и вечное гармоничное развитие**

2 → **Путь к магазину**

3 **Покупка продукта. Концентрация**

Осознанность любых действий сразу же привлекает человека к пониманию его сопричастности к спасению мира через технологии макроспасения, которые даёт Г.П. Грабовой. И человеку ясно, что именно эта проекция будущего в логическом восприятии даёт управление. На приведённой схеме видим, что свет макроспасения – это уровень управления.

«И тогда всем будет понятна, во-первых, очень простая логическая причина в структуре вашего Сознания: что раз всё

существует, сделанное Создателем, то это и есть тот путь, который ну просто как бы открытая дверь, которая уже есть – вот уже люди живут на уровне, который воспроизведён Создателем. Речь идёт только о развитии и действии в направлении цели Создателя, а цель Создателя – это вечная жизнь и вечное развитие всех».

Особое внимание в первой лекции обращается на то, что необходимым элементом управления является обеспечение будущего интервала развития и любая форма реальности, она имеет такой элемент, как **необходимый элемент собственного существования**. Спасение от возможной глобальной катастрофы – это минимальный необходимый элемент управления, потому что если глобальная катастрофа происходит, то может быть разрушена полностью планета.

Вследствие этого речь идёт о спасении реально, получается, мира, а не только, например, одной планеты. И поэтому, выполняя эту задачу сначала, дальше уже реализовываются частные системы управления, где есть решение ситуации, – просто есть управление по достижению частной задачи управления.

3. Управление событийной системой в уровне макрорегулирования. Понятие уровня восьмёрки

Путём понимания задач макроспасения, например, даже в неявном виде у человека возможно разрешение поставленной задачи, оздоравливание и получение конкретной помощи. *«Структура времени – это есть, в принципе, та система, которая входит в информацию события».* Чтобы получить по задачам спасения именно возможность управления сразу, то нужно настроиться, во-первых, на то, что такая возможность существует и, во-вторых, она необходима для систем быстрой или мгновенной передачи знаний.

Понятие вечного развития – это состояние Духа, способного обеспечивать такое развитие состояния Души и состояния, вообще говоря, Сознания, которое технологически может создавать реальность, технологически может регулировать практически любую ситуацию вокруг, как бы внешнюю или внутреннюю, и в том числе самоорганизовывать, например, тело.

Есть понятие уровня восьмерки, а есть просто число восемь, то есть верхняя часть – это организация как бы бесконечного уровня управления, а нижняя часть восьмёрки – это уровень частных задач. Например, есть конкретная задача – получить знания, уметь знания обработать, а потом передать в вечное распространение – это верхняя часть числа «восьмёрка». Для того чтобы сделать управление в частном порядке – есть, например частные события, – это нижняя часть числа восемь.

Понятие уровня восьмерки

Удивительная форма восьмерки – два касающихся друг друга круга

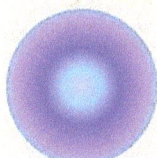

Верхняя часть числа восемь – это организация как бы бесконечного уровня управления

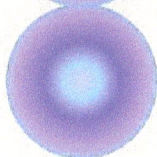

Нижняя часть восьмёрки – это уровень частных задач

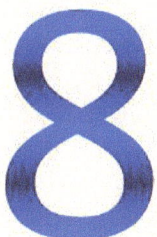

Например, есть конкретная задача – получить знания, уметь знания обработать, а потом передать в вечное распространение – это верхняя часть числа «восьмёрка».

Для того чтобы сделать управление в частном порядке – есть, например частные события, – это нижняя часть числа восемь.

Просто перед человеком в мыслях есть число восемь, или в восприятии. Управление состоит в том, что для совершения частных событий есть нижняя часть восьмёрки. При детальном рассмотрении как бы издалека можно увидеть основные позиции событий.

В нижнем круге числа восемь, которое обычно стоит в восприятии вертикально, рассматриваем, как бы представляем те события, которые хотим получить. На схеме восьмёрка находится перед физическим телом человека – напротив сердца. Итак, в нижней части восьмёрки выделяем основные позиции событий.

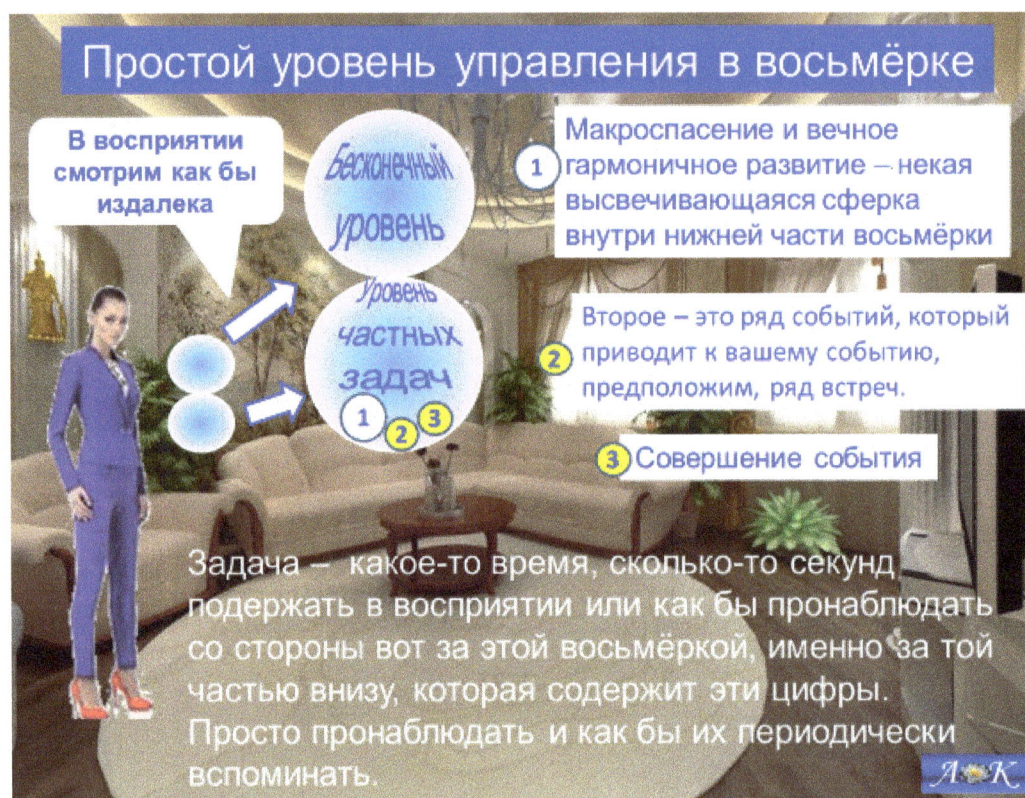

1 – макрорегулирование: сферка светится внутри, она большая, находится слева. Две другие сферки поменьше.

2 – это ряд событий, который приводит к нужному событию, предположим, это ряд встреч. Второе событие – может включать в себя несколько встреч, то есть какое-то конкретное количество событий, встреч, звонков, которые нужно сделать с точки зрения управленца. Человек определяет сам, когда это должно случиться, но всё-таки лучше работать с количеством событий в конкретное время. Получается, что время заложено в совершение событий в сферке «два».

3 – совершение события.

Задача управленца после назначения событий – какое-то время, сколько-то секунд подержать в восприятии или как бы пронаблюдать со стороны вот за этой восьмёркой, именно за той частью внизу, которая содержит эти цифры. Просто пронаблюдать и как бы их периодически вспоминать.

В семинаре приводится пример по конкретному событию: нужно сделать так, чтобы через МЧС РФ прошла определённая информация, которая сможет спасти реально, в том числе от локальных катастроф. Значит, восьмёрку фиксируем в определённом уровне восприятия возле физического тела, выделяем нижний круг и три сферки в круге, которые есть на схеме и описаны выше: макрорегулирование, вторая – сферка МЧС, а третья – число три – конкретные технологии доходят до МЧС и они их применяют.

Можно в управление добавить два действия – четыре и пять – на всякий случай, чтобы учесть позиции, которые развиваются от оптической формы информации. Объект воспринимаем оптически, не путём звуков, а именно представляем: видим в восприятии. Фиксируем всего несколько секунд сначала одну сферу – это один, потом два – вторая сфера, потом третью. На всякий случай сверху фиксируем два числа – четыре и пять, которые обозначают как бы спектр событий.

Попадание в управляющую систему добавлением чисел четыре и пять в восьмёрку

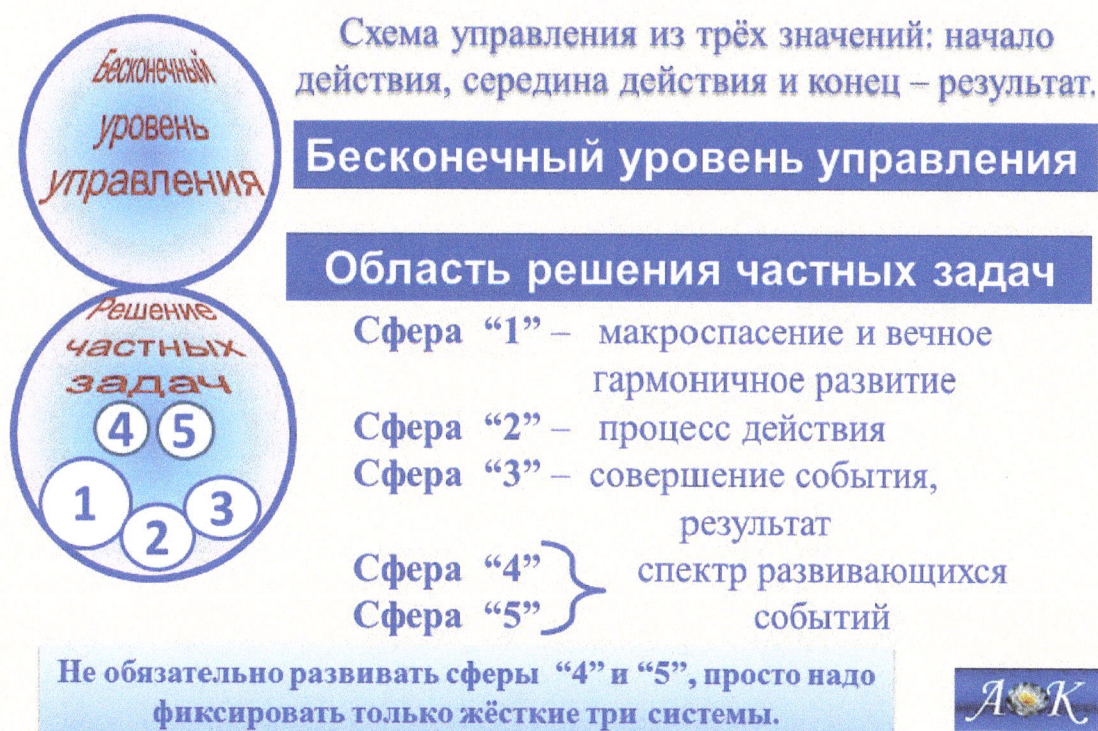

Бесконечный уровень управления

Решение частных задач

④ ⑤
① ② ③

Схема управления из трёх значений: начало действия, середина действия и конец – результат.

Бесконечный уровень управления

Область решения частных задач

Сфера "1" – макроспасение и вечное гармоничное развитие

Сфера "2" – процесс действия

Сфера "3" – совершение события, результат

Сфера "4" ⎫
Сфера "5" ⎬ спектр развивающихся событий

Не обязательно развивать сферы "4" и "5", просто надо фиксировать только жёсткие три системы.

А●К

В эту схему можно помещать любые события, сократив их всего до трёх значений: начало действия, середина действия и конец – результат. Добавленные действия по развитию событий тоже контролируются. В этой методике добавляется основной спектр управления – как попасть в управляющую систему? Элемент находится в том, что добавляются числа четыре и пять – то, что развивается. Не обязательно этим заниматься, не обязательно это развивать: просто надо фиксировать только жёсткие три системы.

Система просто воспринимается в плане понимания: можно подвигать эту восьмёрку в восприятии возле физического тела и найти точку наибольшей активации, например в районе сердца, на расстоянии, например, двадцати сантиметров от физического тела.

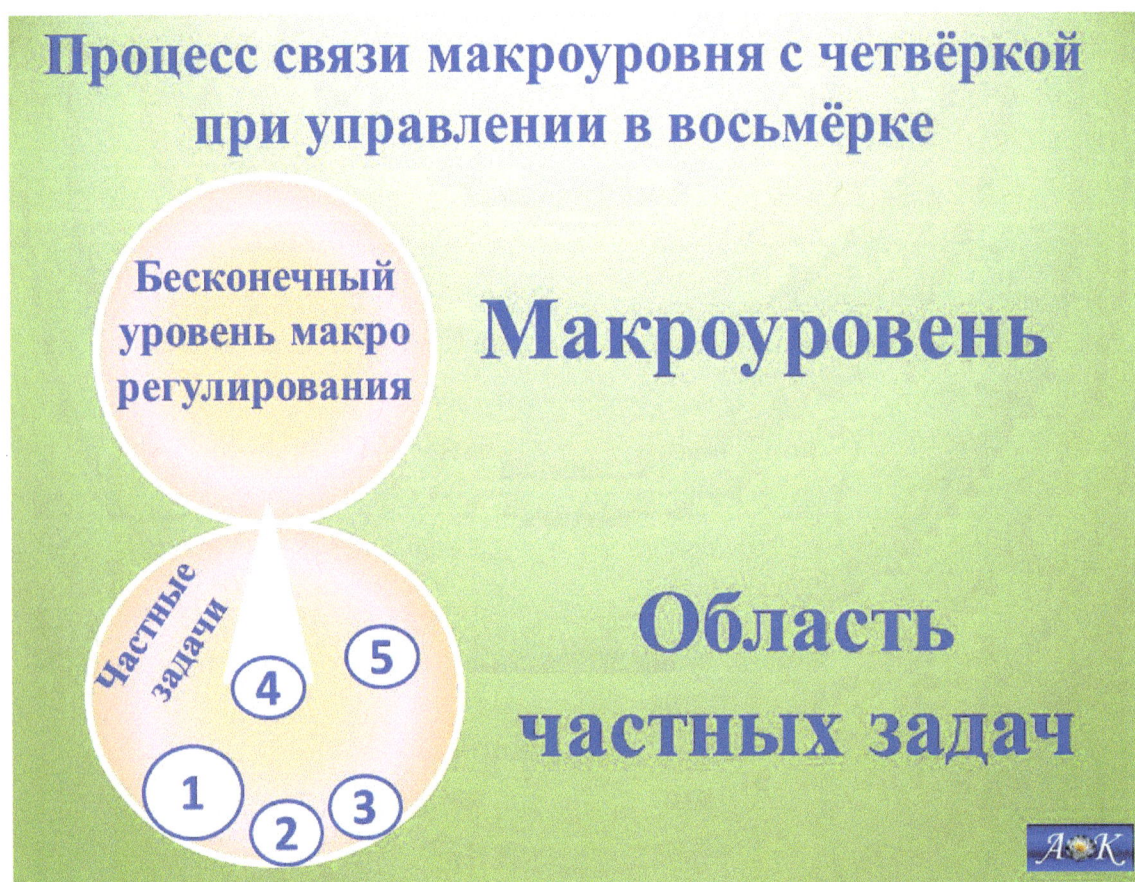

Процесс связи макроуровня с четвёркой при управлении в восьмёрке

Бесконечный уровень макро регулирования

Макроуровень

Частные задачи

4 5

1 2 3

Область частных задач

Подержали восьмерку и ещё раз прошлись по всем числам. Управление ситуацией заключается в том, что числа "1", "2", "3" и восьмёрка стоят в одном месте, а двигать можно четвёрку и пятёрку. Управление делается даже просто путём передвигания четвёрки внутри круга. В этот момент, момент передвигания четвёрки, можно видеть свет, который исходит от уровня макросферы. Человек начинает практиковать и начинает видеть, как развивается процесс связи с макроуровнем, как развивается следствие и так далее.

Рассмотрим пример из семинара: использование системы управления для лечения, например, от сахарного диабета. Сразу же в восприятии организуем восьмёрку и три числа в нижней части для совершения действий по управлению. Не обязательно это сахарный диабет, можно взять другое лечение.

Схема управления для лечения сахарного диабета: макросфера – число «один». Сфера макрорегулирования – это такой уровень, который не меняется. «Два» – это задача лечения диабета, «три» – человек излечен. «Четыре» и «пять» – это система доступа. Через четвёрку можно попадать в события человека, то есть «четыре» – это его событийное окружение. «Пять» – это

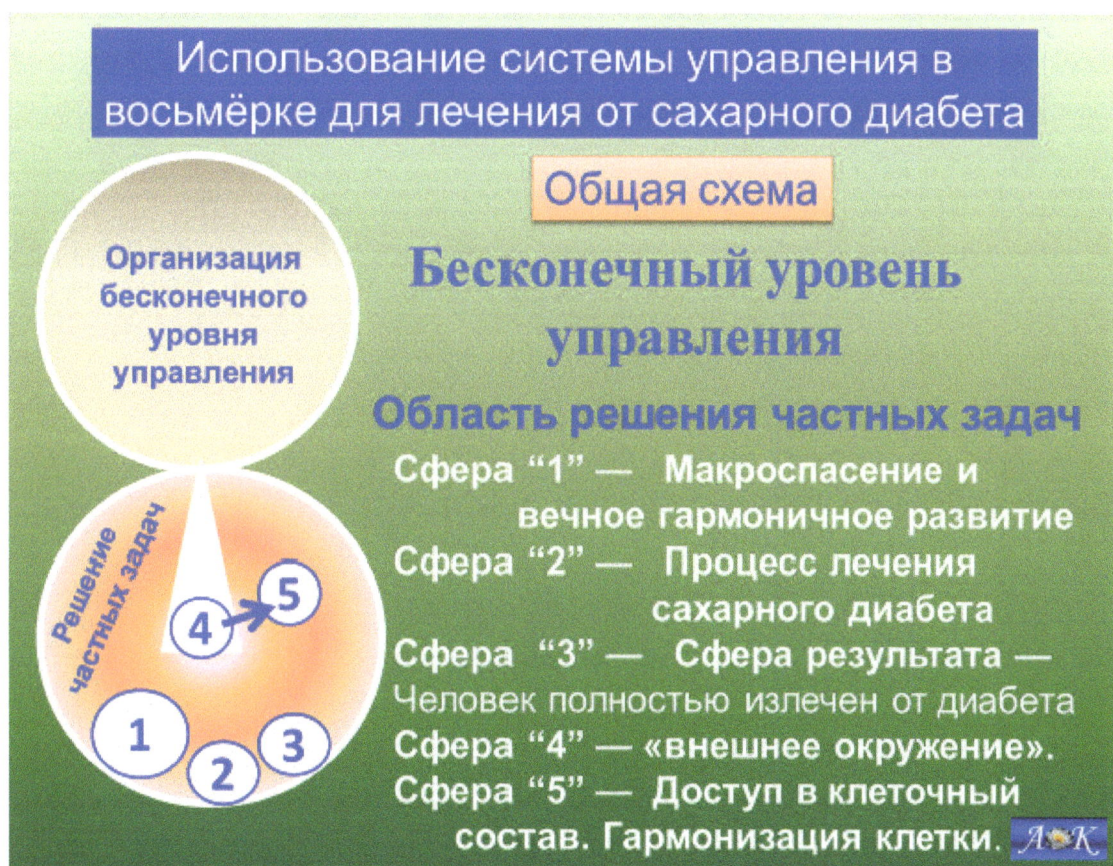

Использование системы управления в восьмёрке для лечения от сахарного диабета

Общая схема

Организация бесконечного уровня управления

Решение частных задач

Бесконечный уровень управления

Область решения частных задач

Сфера "1" — Макроспасение и вечное гармоничное развитие

Сфера "2" — Процесс лечения сахарного диабета

Сфера "3" — Сфера результата — Человек полностью излечен от диабета

Сфера "4" — «внешнее окружение».

Сфера "5" — Доступ в клеточный состав. Гармонизация клетки.

клеточный состав.

Работаем, то есть смотрим, только через четвёрку и пятёрку. Сконцентрировали внимание на четвёрке – открывается клеточный состав: *«и сразу ясно, что надо отрегулировать, например, в клеточном составе, отрегулировать просто в какой-то конкретной клетке количество, предположим, жидкостной фазы. Вам не обязательно, например, рассматривать морфологию клеточную. Ясно, что там больше жидкости, чем нужно. Это просто как бы вы воспринимаете уже как информацию, это система доступа в информацию».*

Авторский текст Г.П. Грабового, естественно, надо прорабатывать, тогда открывается дополнительное или точное понимание через слова, через звук. Что же здесь желательно понять? В двух слайдах показан свет, который идёт на сферку, обозначенную как «внешнее окружение». Передвигая четвёрку в нижней части восьмёрки, находим то её положение, которое развивает процесс связи с макроуровнем, то есть с верхней частью восьмёрки. Поскольку нам надо выйти на клеточный уровень, значит – понятно по тексту дальше – мы выходим на уровень общих связей с коллективной реальностью. Это объяснение дано чуть раньше происходящего управления по лечению сахарного диабета.

Ещё раз – «четыре» и «пять» – это система доступа. Поработав с четвёркой, выходим на клеточный состав. Поскольку в пятёрке *«система доступа в информацию»,* то и работать будем в пятёрке. То есть нам надо, например, *«отрегулировать просто в какой-то конкретной клетке количество, предположим, жидкостной фазы»* или просто нормируем клетку до нормы здоровья, если работаем с другим диагнозом.

И в семинаре далее говорится: *«когда вам нужно отрегулировать, вы опять возвращаетесь к восьмёрке уже на том уровне».* На каком *«том уровне»*? На том, на который мы вместе вышли через систему доступа: то есть в уровне «пятёрки», если так можно назвать, на самом деле мы вышли на уровень доступа в информацию. А далее подробно по авторскому тексту, потому что там каждое слово даёт точность не только управления, но и точность передачи информации соблюдается.

«Снова получается сфера «один», она так и остаётся – число один; в «два» вводите задачу регулирования, то есть нормирования жидкостной фазы клетки, от которой излечивается затем сахарный диабет; а третья – это опять то же самое, да?.. здоровый человек. И получается, что вы концентрируете структуру здоровья в одной локальной точке

информации. С точки зрения общих связей вы действительно так переправляете коллективную реальность, что он становится здоровым. Это как бы второе действие в управлении».

На мой взгляд, локальной точкой информации и будет та самая сферка «5», в которой мы сделали второе действие управления. Здесь надо поразбираться в связях и понять уровни управления, потому что на коллективную реальность мы выходили через свет на четвёрку: в этом же уровне работали и в пятёрке. Значит, после нашего управления по нормированию клетки свет по закону всеобщих связей пошёл в коллективную реальность – туда, где организован бесконечный уровень

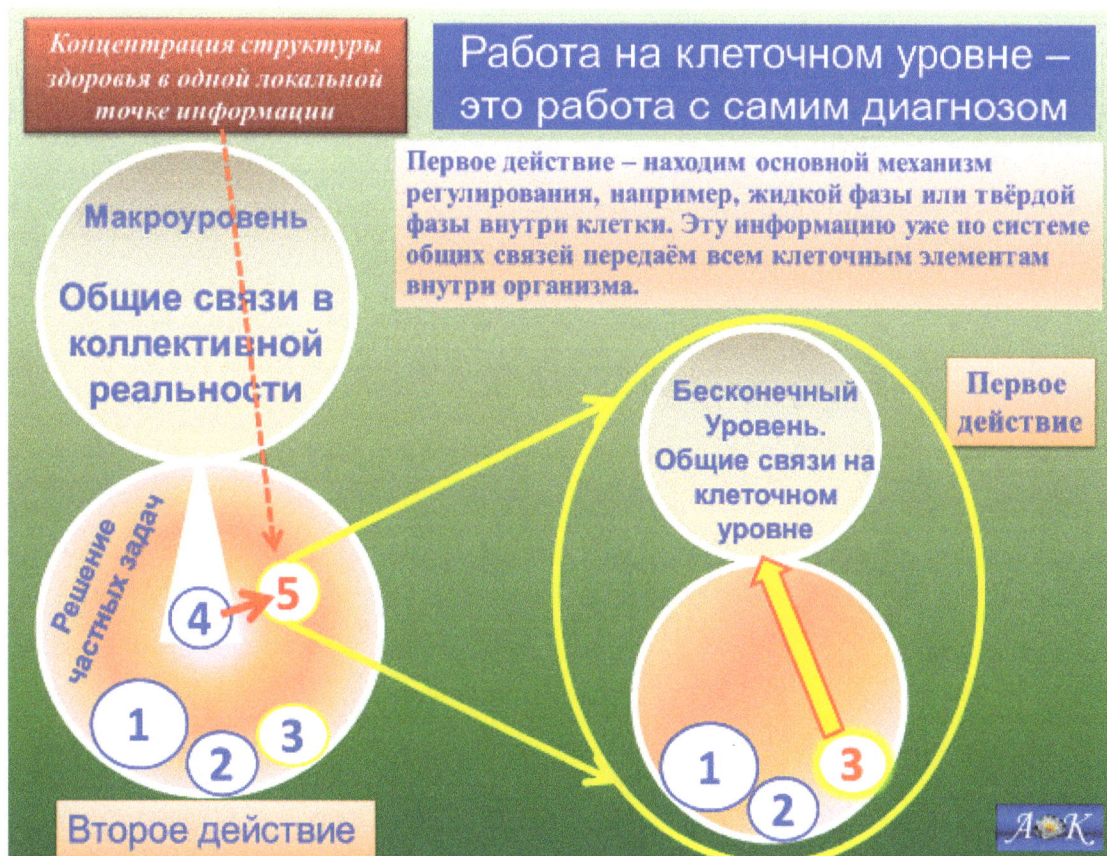

управления.

«А первое действие, что вы реально управляете за счёт того, что стóит вам только найти основной механизм там регулирования, там например, ну там жидкой фазы, да?.. или, скажем так, твёрдой фазы внутри клетки, и вы эту информацию уже по системе общих связей на самом деле передаёте всем клеточным элементам внутри организма.

Получается, что вы работаете в данном случае даже не с конкретной клеткой, а просто работаете в принципе с самим диагнозом. И когда вы такое действие проделываете, вот здесь вот возникает устойчивость, то есть сфера выздоровления – вот точка «три» – она просто начинает светиться. То есть вы видите, что вы в данное время сделали нужное действие. Цифра три начинает светиться – цифра сама, просто это сразу становится видно. Таким образом, вы сделали управление по, например, лечению сахарного диабета».

На управляющей схеме понятны действия и порядок этих действий. Основной механизм регулирования нам предложен в семинаре Григорием Петровичем Грабовым. Через систему доступа – числа 4 и 5 – мы вошли в уровень регулирования: но сначала система доступа была построена. И первое управляющее действие происходит именно на клеточном уровне в пятёрке. Здесь человек сразу учится духовному просмотру, духовному видению и пониманию, что в любом пространстве, например в маленькой сферке, можно делать управление, приводящее к выздоровлению. Управление происходит в информационном пространстве пятёрки.

Понимание авторского текста может отличаться от предлагаемого, могут возникнуть дополнения какие-то, но для этого, естественно, прорабатывается внимательно оригинал. Здесь дан один из вариантов понимания управления.

4. Создание последовательности цифр для работы с любой ситуацией

Последовательность цифр для работы можно создать на основе метода управления в восьмёрке. Информация обладает универсализмом в плане понимания. *«И вот система концентрации по числам, например «Восстановление организма человека концентрацией на числах», как раз это есть та универсальная система нормирования, которая распространяется независимо от того – какой человек, то есть ни от возраста, ни от ситуации, ни от событийной конструкции».*

Если есть диагноз у каких-то людей – можно исключать структуру диагноза как бы из общего уровня Коллективного Сознания с помощью семизначных числовых рядов.

Самостоятельно предлагается посмотреть, как цифры связаны, где в ряде цифр, например в семизначной системе, находится сфера макрорегулирования: сферу «один» можно найти там, сфера два – где она находится, и так далее.

Создание последовательности цифр для работы с любой ситуацией можно начать с того, что рассмотреть методику работы в восьмёрке: там есть внутри уже 5 цифр: 1, 2, 3, 4, 5 – и вместе с восьмёркой будет шесть цифр. *«И мы должны ввести ещё одно число, ну где вообще восьмёрка находится, на чём она находится в Сознании?»* В Сознании восьмёрка всегда после семёрки стоит, поэтому добавляем 7, то есть семизначный числовой ряд получили.

«Если мы хотим добавить, предположим, к этой системе ну как бы две степени свободы и сделать усиление в действии, то есть в развитии, мы можем найти восьмое число, которое, в принципе, является самой восьмёркой или добавить девятку, которая является развитием данной восьмёрки. И в принципе вы можете таким образом создавать числовые ряды очень простым способом, всего лишь навсего обозначая несущую платформу – вот это число семь».

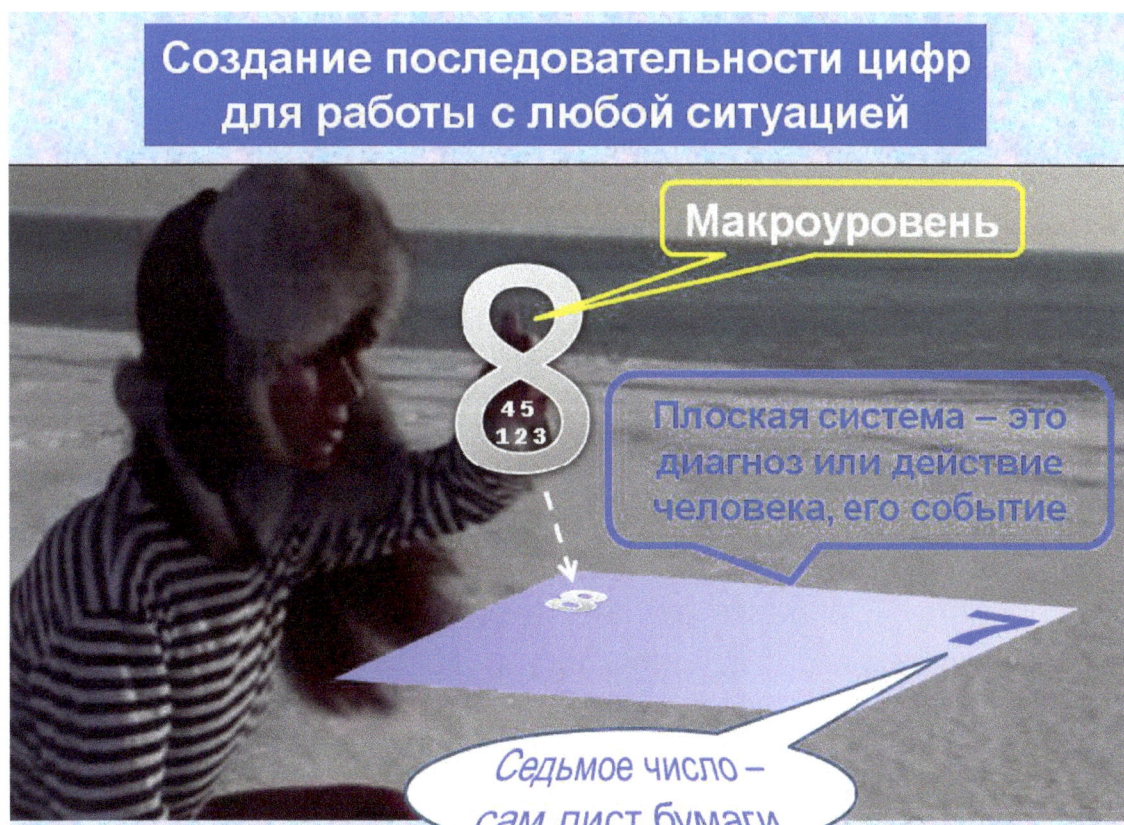

Создание последовательности цифр для работы с любой ситуацией

Макроуровень

Плоская система – это диагноз или действие человека, его событие

Седьмое число – сам лист бумаги

Далее делается само управление, совершается как бы механизм получения ряда. Какой это механизм? Нам надо получить проекционный ряд. Берём восьмёрку с цифрами внутри – 1, 2, 3, 4, 5 – и долго трясём в руке: условно. Из предыдущей технологии помним, что в восьмёрке есть бесконечный уровень со всеми связями, которые нам нужны именно в данной работе, и есть уровень решения частной задачи. В верхней части восьмёрки нами заложен уровень макрорегулирования.

Когда трясём восьмёрку с цифрами, помним – что в ней заложено, а далее просто высыпаем цифры на плоский лист и смотрим, как они легли. *«То как бы механизм вот этой ну самой тряски, механизм выбрасывания, он всегда один и тот же для конкретных диагнозов, потому что мы же бросаем на лист конкретного диагноза. И пока они падают, они очень жёстко и конкретно расставляются в конкретном как бы горизонтальном варианте».*

Плоский лист – это не обязательно диагноз, это может быть какое-то конкретное действие человека: куда-то пойти, что-то сделать, организовать и так далее. Таким очень простым способом можно вытряхивать цифры на горизонтальную систему и пользоваться этими цифрами как управляющими.

Событие для управления ставится перед собой и лучше всего сначала в виде сферы. Взяли событие в сфере, например на столе, и превратили в плоскость, в лист. *«Каждый человек знает, какое он событие хочет для себя выделить».* Выделили событие, потом взяли это событие в качестве листа бумаги. Есть восьмёрка и в ней пять цифр, седьмое число – сам лист бумаги. Мы должны бросить цифры на этот лист бумаги. *«В принципе, цифры ну как бы расставляются на самом деле по определённому закону... в отношении одного и того же события».*

Берём какое-то одно число, например восьмёрку, и бросаем несколько раз на лист: число падает в одно и то же локальное место, то есть произвольно не падает. Как только восьмёрка легла, начинаем бросать другие цифры по одной – и несколько бросков определяют последовательность цифр.

Какое-то число может попадать то в одно место, то в другое – это вариации события, значит, усиливаем контроль над событием.

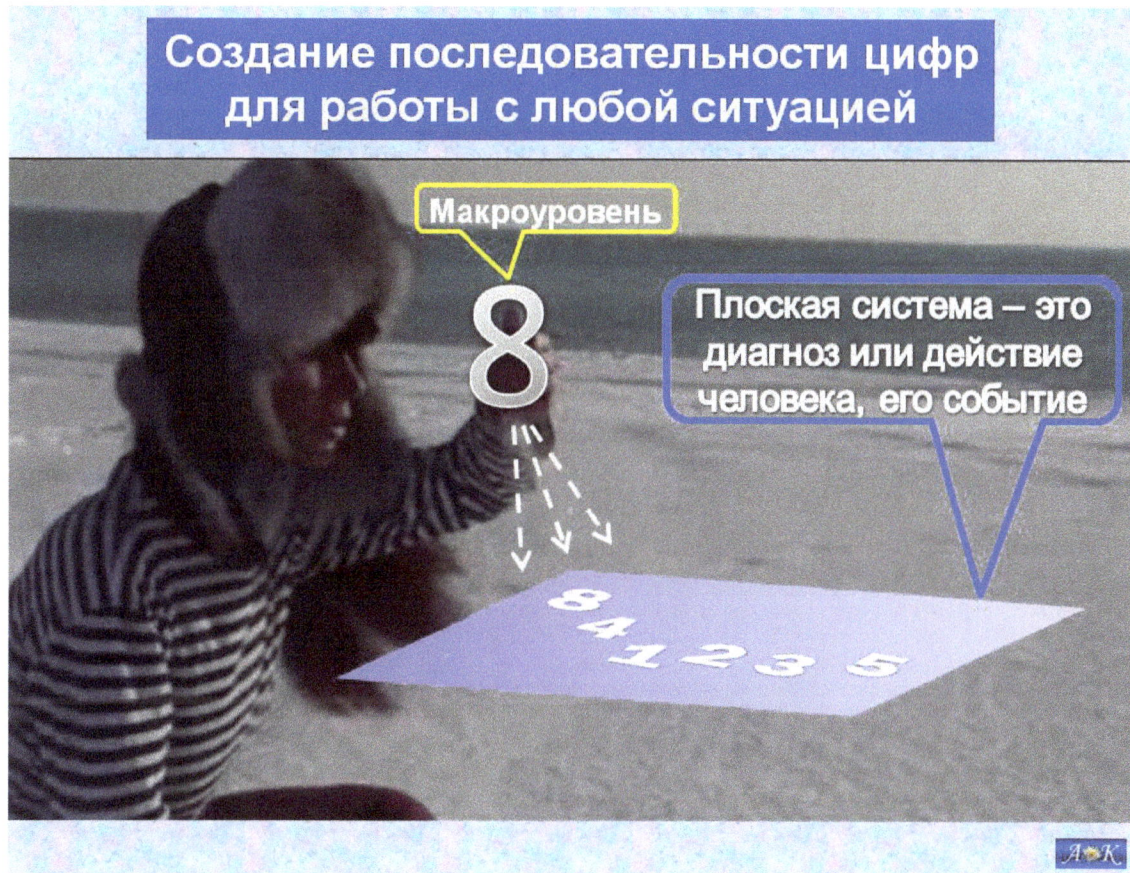

Есть жёсткие цифры, а есть и те, которые двигаются. Надо систему зафиксировать и поработать в этой системе цифр. Кстати, с восьмёркой можно работать в трёхмерной системе в пространственных связях или в двухмерной, но в восприятии, то есть не класть на плоскость.

5. Работа с буквами для получения желаемого события

Число – более жестко в восприятии, а буквы начинают как бы двигаться, поэтому фразу в оптическом восприятии держать сложнее, надо прилагать определённые усилия.

Система, существующая в восприятии для работы через слова, и система работы на плоскости – они близки по технологии использования: не надо ничего активировать в плане доступа к физическому пространству. Сформулировав любую цель управления достаточно ясно, можно держать её в восприятии, а можно выписать её. Как только выписываем или держим в памяти фразу, то управление заключается в концентрации на верхней части букв по уровню именно опять же

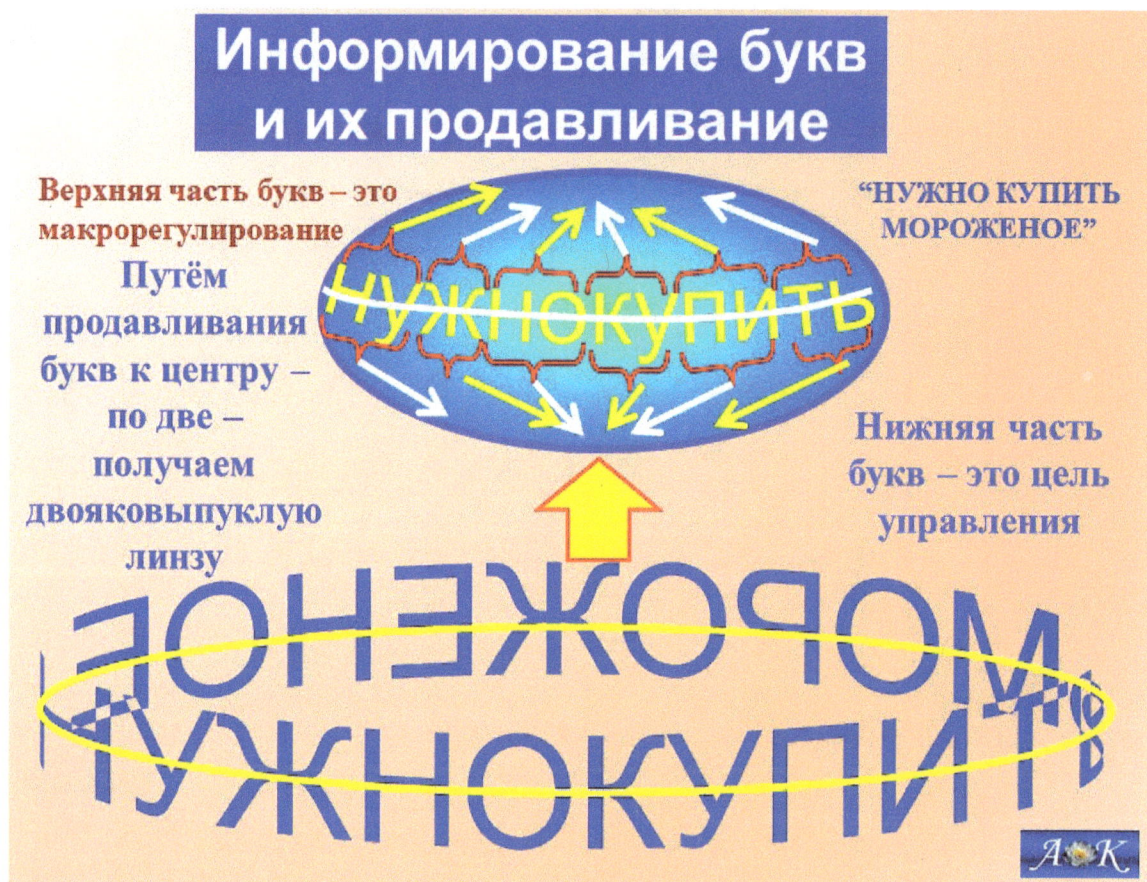

макрорегулирования: буквы условно разделены чертой по оси симметрии на верхнюю и нижнюю часть. В нижней части букв делается концентрация последовательно на каждых двух буквах.

«То есть, например «Н У» – концентрация внизу делается, то есть вы как бы задерживаете внимание какое-то время, потом оставляете, как бы оптическим лучом от Сознания прогибаете, потом берёте ну делаете концентрацию у «Ж» дальше, да?.. сначала высвечивая опять верхнюю часть – там макрорегулирование, потом нижнюю, потом «Н О». И вы вот так вот как бы прогнули это слово. То есть в восприятии у вас получилась выпуклость как бы от себя. Ну возникла, значит, своеобразная линза в оптике восприятия, что вы взяли и отогнули как бы границу восприятия».

Границу восприятия отогнули, получили большее количество лучей внутри фактически системы, которая организовывает цель управления. Надо продавить все эти буквы в управляющей фразе – именно по две буквы. Сделали один шаг, потом второй, третий – до тех пор пока эти буквы не свернутся в сферу. Нужно уловить этот момент, когда буквы начнут сворачиваться в сферу. *«Как только сфера свернулась, проследить, что эта сфера ну как бы поднялась – вертикально вверх лучше – и на уровне вашего восприятия эта сфера, уже там она преобразовалась в это мороженое».*

Спасение всех – смысл верхней части букв – то есть управление событийной конструкцией макрорегулирования, достигается всего лишь концентрацией на буквах. Универсальность данного метода и очень быстрое освоение этой системы в том, что здесь всего лишь используются конкретные буквы.

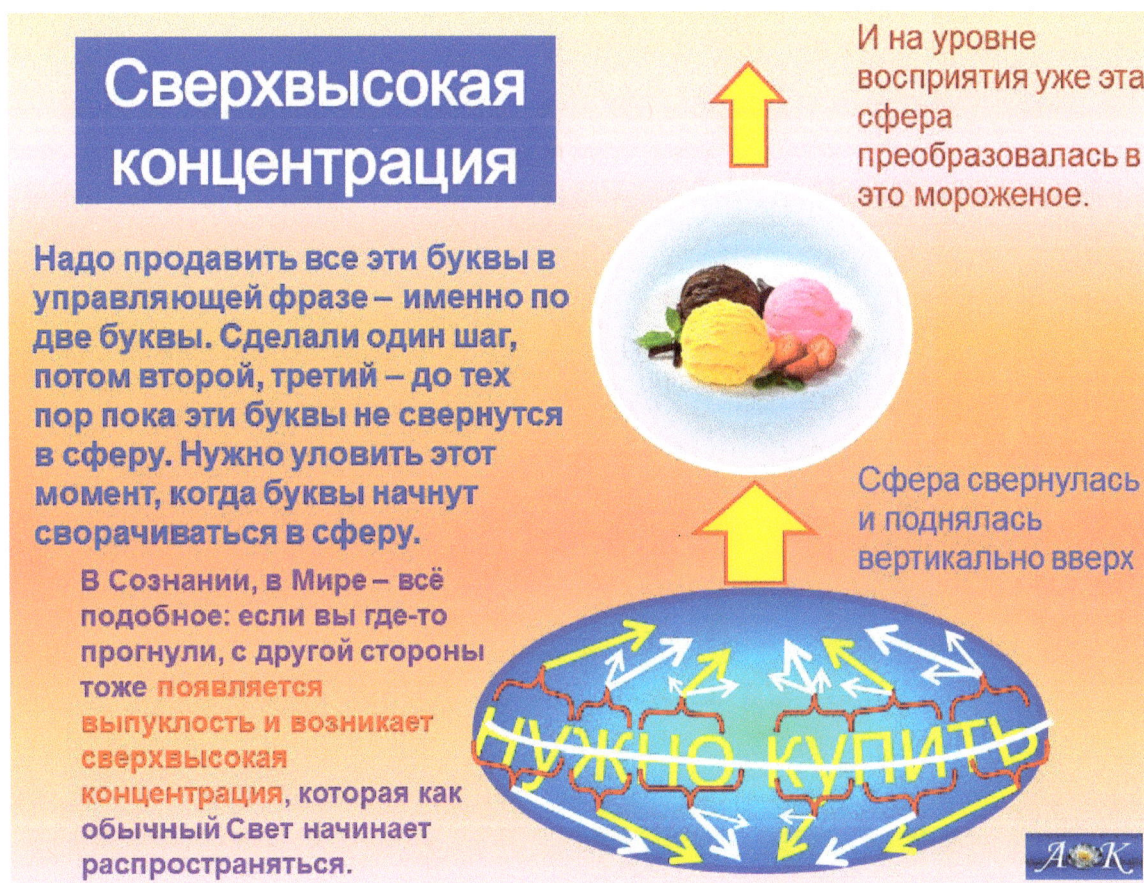

Сверхвысокая концентрация

И на уровне восприятия уже эта сфера преобразовалась в это мороженое.

Надо продавить все эти буквы в управляющей фразе – именно по две буквы. Сделали один шаг, потом второй, третий – до тех пор пока эти буквы не свернутся в сферу. Нужно уловить этот момент, когда буквы начнут сворачиваться в сферу.

В Сознании, в Мире – всё подобное: если вы где-то прогнули, с другой стороны тоже появляется выпуклость и возникает сверхвысокая концентрация, которая как обычный Свет начинает распространяться.

Сфера свернулась и поднялась вертикально вверх

НУЖНО КУПИТЬ

А К

Продавливание букв даёт выпуклость ситуации, так же и с документом можно работать, и с ситуацией. Например, Григорий Петрович передавал записку диспетчеру аэропорта с просьбой о задержке рейса пассажирского самолёта по техническим причинам. Он из текста мысленно сделал двояковыпуклую линзу – путём этого продавливания записка как бы входила в систему информации диспетчера наиболее выпукло. Записку передали, диспетчер рейс задержал, хотя не должен был этого делать.

Значит, через такие системы можно работать в случаях спасения какой-то ситуации – *«срабатывает даже система, которая как бы не входит в регламент организации».* Как только развивается оптика – выход в управляющую систему – начинает приходить своеобразная внешняя помощь для предотвращения какой-то проблемы в виде помогающих систем. Чем больше человек практикует именно для системы макроспасения, тем больше совершенствует свой Дух в плане готовности управлять ситуацией.

6. Управление цветом

При управлении цветом нужно воспринимать цвет. Как бы перебор цвета и восприятие цвета таковы, что принцип очень простой и похож на принцип высеивания цифр из восьмёрки. Берётся цель управления в виде сферы серебристого цвета и назначается, что цель управления находится внутри этой сферы. Сфера может находиться хоть в какой-то галактике, хоть в уровне восприятия человека, но лучше возле физического тела.

Когда сформировали цель управления, начинаем как бы высеивать, то есть мы должны воспринять цвет цели управления. В восприятии цвет может быть не один: сначала может быть, например, светло-фиолетовый, потом зеленый, потом ещё какие-то оттенки могут пойти. При управлении буквами использовался принцип – «по два», то есть прогибали по две буквы. И здесь – первый, второй цвет наплыл – надо его зафиксировать. Зафиксировав первых два цвета, остальные взяли и как бы отрезали, *«то есть не допустили в своём Сознании развитие этого сюжета, да?.. как в кино – там взяли выключили ленту видеомагнитофона».*

Это и есть управление по цели: сначала делаем серебристо-белый цвет в цели, потом оставляем эту сферу перед собой и ждём, пока оттуда не выплывет первый и второй цвет, который может потом бесконечно расширяться. Запоминаем первые два цвета, остальное отсеиваем, а два цвета переводим уже на Дух. Дух помнит, он знает, что было два цвета.

Дальше уже происходит управление через эти первые два цвета и реализовывается. Дальше просто ничего не надо делать здесь, потому что цвет в восприятии человека обладает свойством бесконечности: цвет не имеет размера и он наиболее близок к духовному восприятию информации.

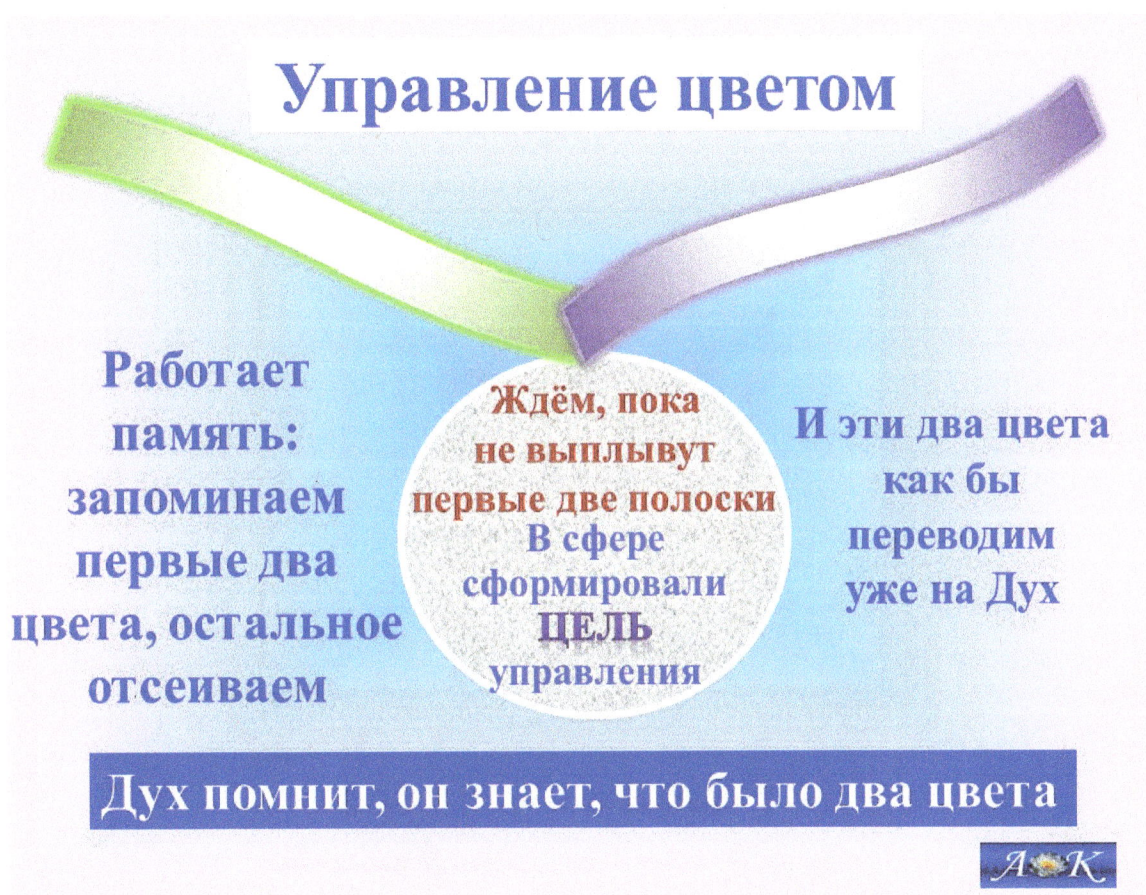

Принцип – почему два? – потому что это принцип, идущий именно от Создателя. Когда мы говорим о втором – это есть всё развитие мира. Поэтому мы работаем на самом деле так, как работает Создатель: «один –два». Там две буквы, там два цвета – и это есть принцип работы Создателя. *«А почему именно второе – это есть действительно вся технология? Чтобы создать хотя бы один микроэлемент, значит, надо знать всю технологию мира, да?.. развития мира. Поэтому мы в данном случае работаем именно по двум элементам».*

7. Работа через звуки и через формы

«Работа через звуки и через формы включает в себя некое обобщение и некую унифицированность». Работая с формами, например с цифрой, буквой, цветом, человек работает на уровне, где ещё нет организации какой-либо как бы воспринимаемой системы, поэтому получается максимальная простота в освоении, в доступе, потому что не нужно их как-то фиксировать. С другой стороны, где не образована система, там получается, надо иметь сверхвысокую концентрацию Сознания по логике действий, по задаче действий.

Принцип же работы на звуке заключается в том, что сначала определяется предзвуковая система: просто берётся и ставится цель управления таким образом, что эта цель выводится в систему, которая существует до звука. А что организовывает звук? Можно, например, по гитарной струне ударить, включить звуковоспроизводящую аппаратуру и звук организовать, но это элементы физического мира, проявленного.

Форма Света – это цель управления

Форма Света

ДВА В ОДНО

Интенсивный звук – это решение вопроса

ЗВУК

«Мы пользовались системой «один и два», а здесь «два в одно» – это принцип от Создателя, всё сводится к Создателю. И тогда получается, что мы получаем управление именно по цели».

Как бы ситуация управления элементами реальности физически существует, потому что Григорий Грабовой даёт управление всеми элементами реальности. В управлении звуком мы подходим к вопросу, что это управление как бы следствием, то есть элементом-звуком, который сначала надо создать – где-то найти эту гитару хотя бы с одной струной или включить звук в какой-то аппаратуре. Здесь виден очень простой закон создания материи, создания вообще реальности по уровню, как делает Создатель.

Чтобы создать реальность, нужно иметь ту структуру, то состояние Духа, такое состояние Души, то есть иметь Душу, созданную Создателем. Звук, он организовывается от чего-то. Если мы можем воспринять цвет как цвет неба, то звук в восприятии человека – это тоже именно элемент созданный. И поэтому приходим к тому, что создание звука – это есть звуковая форма, *«то есть мы можем создать звук формой в своём восприятии.*

И когда мы берём форму света там, просто выделяем форму света и создаём звук, то за счёт движения формы можем, вообще говоря, создавать мелодию, и эта мелодия – это есть как бы управление. То есть можно не мелодию, можно просто звук там, например интенсивный звук – это есть решение вашего вопроса, где форма – это есть цель управления. И вот соединение формы и звука – у вас получается соединение «два в одно», да?.. наоборот. То мы пользовались системой «один и два», а здесь «два в одно» – это принцип от Создателя, всё сводится к Создателю. И тогда получается, что мы получаем управление именно по цели».

Возьмём любую свою задачу. Воспринимаем интенсивность звука и видим форму этого звука. Регулируя форму, меняем интенсивность. Находимся как бы в волне концентрированного управления. Можно на мысленном восприятии уловить звук, который соответствует решению поставленной задачи, при этом двигаем ту форму, которая соответствует цели управления, это просто любая форма.

Звук может быть высокий, низкий, любой, лучше – многомерный. Это не обязательно конкретная мелодия, хотя можно перевести звук в известную мелодию, которую на духовном плане помним, а можно и не помнить, можно просто перевести в известную мелодию и зафиксировать. Звук настраивается просто путём движения формы – как гитару настраивают или любой инструмент. Подстраивая звук, видим и как бы осознаём, что это управление действительно происходит при этом звуке.

Управление звуком имеет длительное последействие. Звук можно потом просто видеть в восприятии. Восприятие звука воспринимается конкретным ухом близко к физическому телу и формируется таким образом, что так же по закону от Создателя элемент реальности формирует именно тело человека. *«То есть это очень гармоничная система, где управление одновременно формирует ваше здоровье. Во всех других случаях управление так же формирует ваше нормальное здоровье».*

Управление. Регулируя форму, меняем интенсивность звука

Форма звука

Форма звука

Форма звука

Восприятие интенсивности звука

Звук может быть высокий, низкий, любой

«То есть это очень гармоничная система, где управление одновременно формирует ваше здоровье. Во всех других случаях управление так же формирует ваше нормальное здоровье» Грабовой Г.П., 16 апреля 2002

Слушает звук человек физическим телом, внешний звук, одновременно это и внутренний звук. *«Получается, внешний создаёт внутреннюю реальность, то есть тело человека. Таким образом, вы можете увидеть, как идёт переход в структуру именно вечного развития, где принцип развития заложен именно в вечное развитие, что каждое действие таково, что оно направлено в вечность, потому что оно бесконечно. И одновременно формирует локальную систему – Вас, то есть человека, так и его внешний окружающий вид, ну уровень там: например мир, людей, социальный статус и так далее».*

Желательно практиковать сразу управление, затрагивающее макроинтересы, то есть должен быть реализован принцип макроспасения. Подробно и понятно информация дана у Грабового Г.П. в его Авторском семинаре от 16 апреля 2002 г.: «**1 лекция. Вводная** – для лекторов начального уровня».

МЕТОДИКА УПРАВЛЕНИЯ ПОСРЕДСТВОМ КОНЦЕНТРАЦИИ НА ЧИСЛАХ ИЛИ СОЗДАНИЕ ЦИФРОВЫХ РЯДОВ

8. Методика управления посредством концентрации на числах

Первый уровень создания структуры числовых рядов – это уровень: как действует Создатель. Значит, надо фундаментально организовать числовой ряд, который в принципе является простым для его управления и обеспечивает именно многофакторность управления. По закону связи какой-либо информации со всей внешней и внутренней информацией области: чем более общее влияние оказывается человеком на систему, тем более точно, быстро и корректно по времени он получает результат управления.

Принцип действия числа: первый параметр – это само число содержит информацию именно макроуправления. Второй параметр – насыщается информацией макроуправления какая-то последовательность чисел, как бы высвечивается в Сознании или управленец больше концентрируется на этом.

По частным задачам то же самое. Концентрация на числах – это любая частная задача: лечение, управление событиями, в том числе может быть и задача опять же макроуправления, то есть подзадача, как бы подобласть, может быть в том числе и полностью областью макроуправления.

Если рассмотреть элементарное действие сложения: чтобы получить число девять, нужно сложить четыре и пять в логическом восприятии. *«То, в принципе, если девять – это область там макроуправления для данного текущего времени, то в принципе можно считать, что для автономной системы, например, пять – это тоже область макроуправления, если мы не производим сложения».*

Здесь обращаем внимание на то, что макрообласть – это есть уже в том числе и следственная область. Когда учитывается фундаментальный принцип организации числа, тогда охватывается максимальное количество систем, а опора делается на какой-то одной очень простой системе, которая учитывает все параметры.

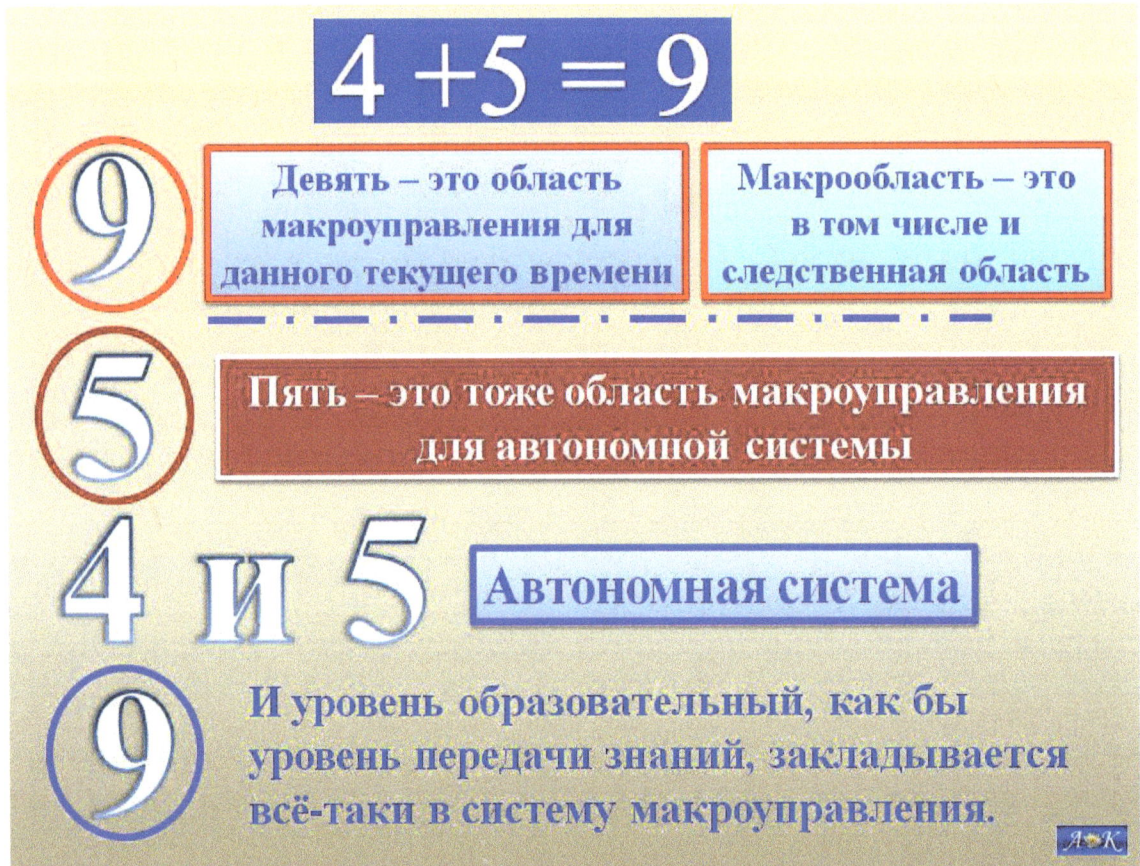

$$4 + 5 = 9$$

Девять – это область макроуправления для данного текущего времени

Макрообласть – это в том числе и следственная область

Пять – это тоже область макроуправления для автономной системы

4 и 5 — Автономная система

И уровень образовательный, как бы уровень передачи знаний, закладывается всё-таки в систему макроуправления.

Задача управления – это и бесконечная передача информации без искажений. Числовая система позволяет это делать корректно. И уровень образовательный, как бы уровень передачи знаний, закладывается всё-таки в систему макроуправления. Желательно всегда организовывать именно универсализм как бы в духовном восприятии метода, а каждый метод может быть реализован в любом случае.

Методы Григорий Петрович Грабовой предлагает из своей практики, которая описана в его труде «Практика управления. Путь спасения».

9. Создание цифровых рядов

«Метод заключается в том, что вы создаёте числовой ряд путём насыщения как бы областью макроуправления. То есть числа в данном случае не содержат макрообласть, а вы просто создаёте числовой ряд и насыщаете информацией, например макрообласти, конкретные там числа, а значит так же частной информацией, частным управлением насыщаете какие-то другие числа. То есть числа в данном случае не содержат, собственно говоря, саму управляющую область».

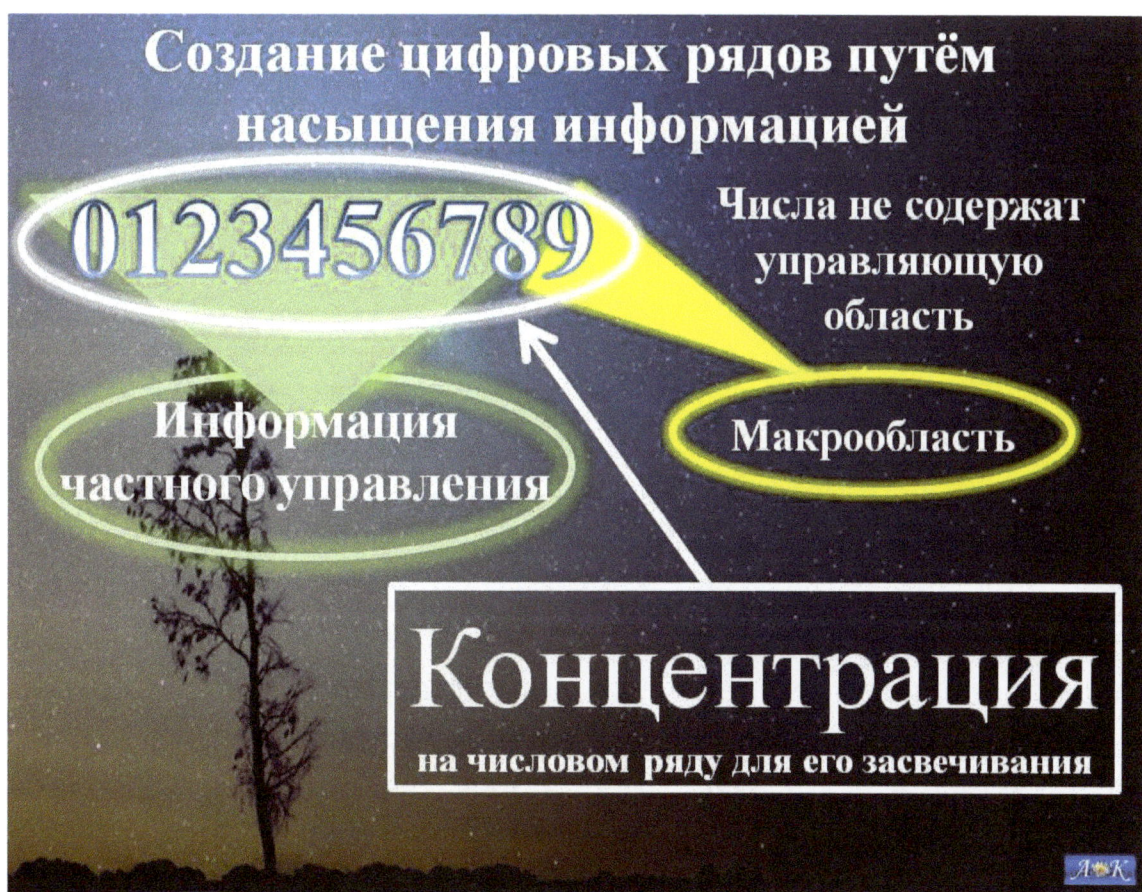

Первое действие – создаётся числовой ряд. Второе действие насыщаются числа областью макроуправления и создаётся область частных задач. Следующее действие – числа засвечиваются концентрацией на назначенных областях. Ряды можно представлять или выписать их на бумаге и работать с бумагой.

9.а. Фундаментальный принцип создания ряда

Рассмотрим принцип организации числа: есть как бы начальная точка организации любой реальности, эта начальная точка – она имеет как бы абсолютное значение. *«В данной точке вводится как бы понятие ну некоего универсального уровня, который должен существовать в числе или в числовом ряду».*

«Мы имеем дело, ну например, с конкретным числом там из девяти чисел и нуля, то в данном случае именно принципом организации такого универсального, что ли, пространства, где есть ну достаточно универсальные свойства с точки зрения числа, – это есть число в данном случае ноль.

То есть если мы используем это число как число именно общности, число, значит, как бы именно универсальной системы, то ясно, что, если мы, например, ну там множество нулей складываем, всё равно получаем ноль, то есть некое инвариантное такое пространство, которое в принципе не меняется в зависимости от внешних условий.

И поэтому в этом, так скажем, ну в нулевом пространстве мышления, да?.. скажем, назовём его, например, нуль-пространство, то в рамках этого нуль-пространства происходит именно уровень перехода через систему нуля в любую другую систему».

Слайд предлагается не только для повторения или акцентирования внимания на информации, но и для того, чтобы читающий человек понял, что в нуль-пространство можно войти своим Сознанием, как, например, в пространство неба.

Тексты у Григория Петровича такие, что хочется просто снова всё повторить, ничего не пропуская, но поскольку есть оригинал, возьмём только основные моменты, чтобы запомнить смысл поданной технологии, а все тонкости, нюансы и объяснения читателю желательно черпать в оригинале, в этом бездонном кладезе Знаний. Эти методы уже в следующем Авторском семинаре от 23 апреля 2002г.

Управляемость системы, а именно доступ в любую систему в управлении сможем получить, если возле нуля вообще расположить любое число и можно расположить с любой стороны. Нуль – точка устойчивости: ноль плюс один это один и так далее. В Коллективном Сознании существует логика управления, что ноль – это универсальное как бы число, не изменяющее характеристик соседнего числа.

Нуль-пространство – уровень перехода через систему нуля в любую другую систему

Ноль обладает формой устойчивости /0+0=0/

Если мы берем числа от 1 до 9 и число 0, то 0 и будет универсальным уровнем. Мы используем это число как число общности, число универсальной системы.

/0+1=1/ «И по Законам Создателя, именно по законам всеобщих связей и прямого доступа, мы видим максимально быстрый доступ к числу, например, один: если мы там ноль берём и прибавляем к единице, мы получаем число, в принципе, один, но очень быстро»

«Следовательно, мы считаем, что по законам вот именно создания абсолютной как бы универсальной системы мы можем рассмотреть в качестве данной системы число ноль. И по Законам Создателя, именно по законам всеобщих связей и прямого доступа, мы видим максимально быстрый доступ к числу, например «один»: если мы там ноль берём и

прибавляем к единице, мы получаем число, в принципе, один, но очень быстро».

Характеристика следующего уровня построения – числовой ряд должен быть расположен по возможности как бы более системно и более гармонично по отношению к нулю, это и принцип быстроты в Сознании.

10. Метод креста

В этом методе, предварительная подготовка к которому сделана, строим два числовых ряда, то есть строим системно и гармонично по отношению к нулю. В пространстве своего мышления или просто на бумаге располагаем числовые ряды по вертикали и по горизонтали вокруг нуля, а девятку волевым усилием вводим в центр нуля – в нуль-пространство.

Один, два, три, четыре – эти числа располагаем сверху вниз до нуля, а после нуля вниз числа пять, шесть, семь и восемь. Во втором ряду, который пересекается опять с нулём, по горизонтали слева направо: один, два, три, четыре – эти числа до нуля, а числа пять, шесть, семь и восемь – справа от нуля.

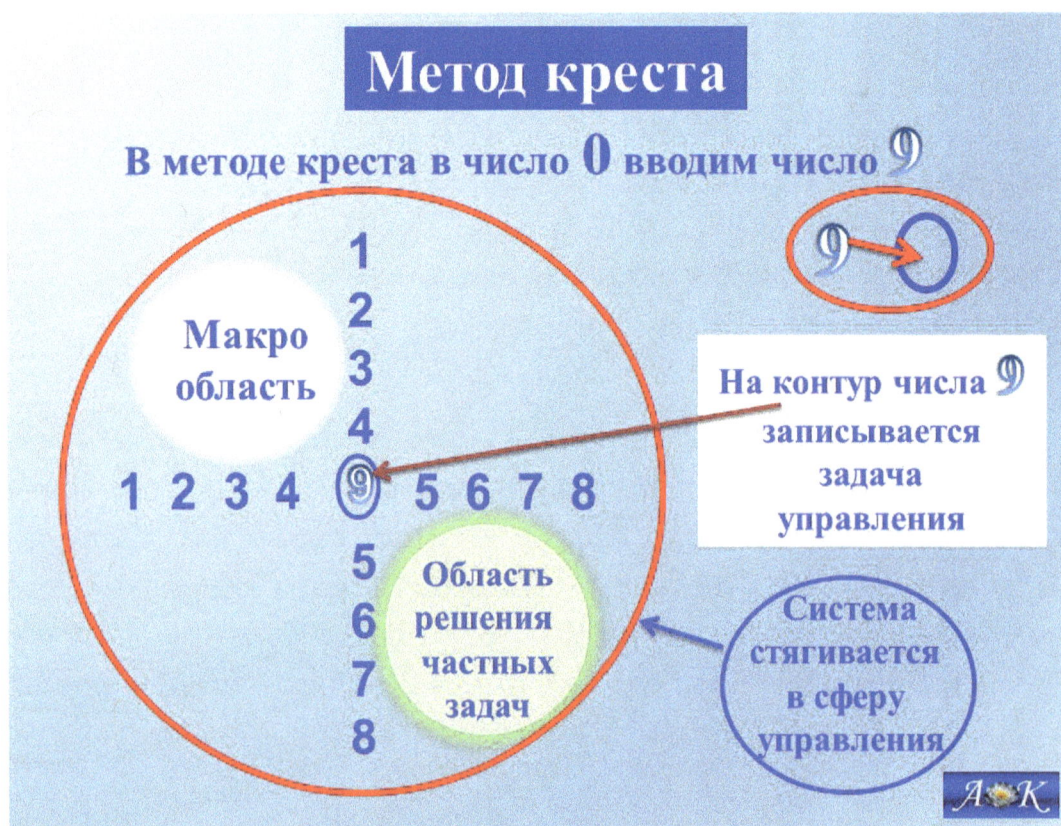

«Сделали построение фактически крест-накрест, где, значит, внутри находится именно ноль. И дальше мы начинаем эту систему ну как бы стягивать в сферу управления. То есть в данном случае сфера управления такая, что, во-первых, верхняя и левая часть – ну данного как бы крестообразного, да?.. расположения числового ряда – это есть управление, связанное с макрорегулированием, а справа и снизу – это управление по частным задачам».

На приведённом слайде показано всё построение управляющей системы. Схема проста и понятна. *«Есть другой подсмысл данного управления, что в макроуправлении существует управление частными задачами и, наоборот, в частных задачах существует управление макроуровнем. В данном случае это производится через число девять, которое находится внутри нуля. Таким образом, вы завязали систему как бы, ну проще говоря, вы создали некий узел в информации управления, который обозначает устойчивое и в общем-то непрерывное действие, потому что через число девять вы сделали своеобразную связку управляющих элементов, в общем-то, причём такую, которая постоянно насыщает цель управления».*

Числа пять, шесть, семь и восемь входят в уровень решения частной задачи, поэтому на этих числах могут быть обозначены какие-то подзадачи, а сама цель, как говорилось выше, – выписана по контуру числа девять. Насыщение правого нижнего уровня можно делать духовно, можно конкретно записать для себя схему управления. Концентрация делается на числе девять, внутри числа девять, как бы записывая на контур задачу управления. И это действие происходит внутри нуля.

Получили устойчивую систему управления. Что это значит? Есть какая-то поставленная цель, какая-то задача, но для решения этой задачи существует событийный ряд. С помощью наложения этой системы на событийный ряд и выявляются наиболее принципиальные системы в событиях, то есть из многих событий, ведущих к решению цели управления, человек легко выбирает, например, важные и обозначает их числами пять, шесть, семь и восемь.

«Следовательно, по Законам Создателя вы создаёте фактически вечную конструкцию. Вечная конструкция означает её как бы ну универсализм и повторяемость, и устойчивость в процессах именно вечного развития. Следовательно, вот эта конструкция, она именно ну работает по этим условиям».

Чтобы не заниматься контролем всей управляющей системы, можно свернуть конструкцию в сферическую систему, но свернуть так, чтобы сразу построить восьмёрку, в нижнюю часть которой и поместить созданную конструкцию. Получили управление через число восемь.

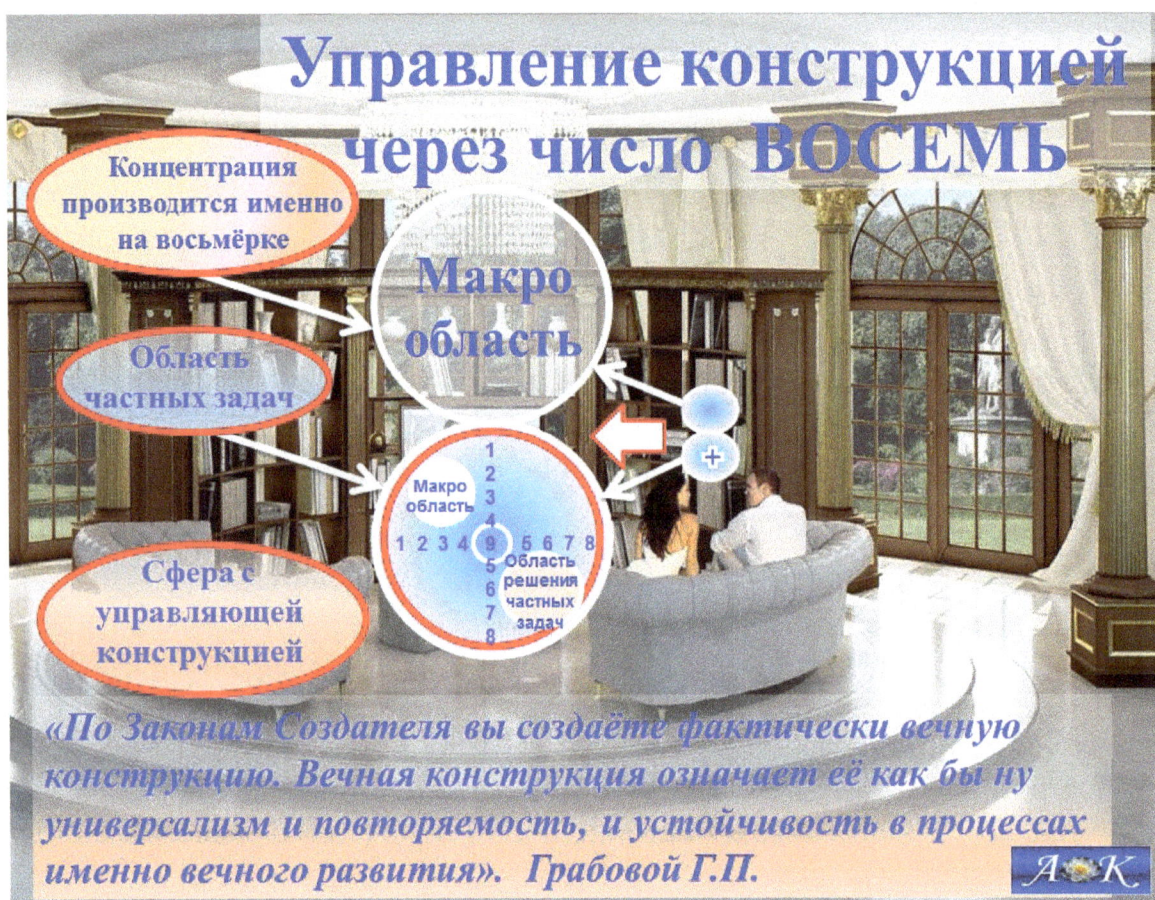

Управление конструкцией через число ВОСЕМЬ

Концентрация производится именно на восьмёрке

Макро область

Область частных задач

Макро область

1
2
3
4
5
6
7
8

1 2 3 4 9 5 6 7 8

Область решения частных задач

Сфера с управляющей конструкцией

«По Законам Создателя вы создаёте фактически вечную конструкцию. Вечная конструкция означает её как бы ну универсализм и повторяемость, и устойчивость в процессах именно вечного развития». Грабовой Г.П.

В своём семинаре Грабовой Г.П. показывает практику управления по протоколу №07/92, стр.41, том 1, трёхтомник «Практика управления. Путь спасения». В протоколе делалась диагностика самолёта по бортовому номеру, чтобы выявить, например, какой-то дефект и вообще норму самолёта за определённый период системы макроуправления. Система макроуправления – это вся информация, где нет возможной глобальной катастрофы.

При управлении безопасностью полета делаем связь числа один в бортовом номере с числом один в макрообласти. Управление учитывает именно пространственность восприятия, то есть числовой ряд рассматривается как цельный ряд. Бортовой номер как бы выкристаллизовывается в этой числовой системе слева и вверху, как по системе своеобразной кристаллизации

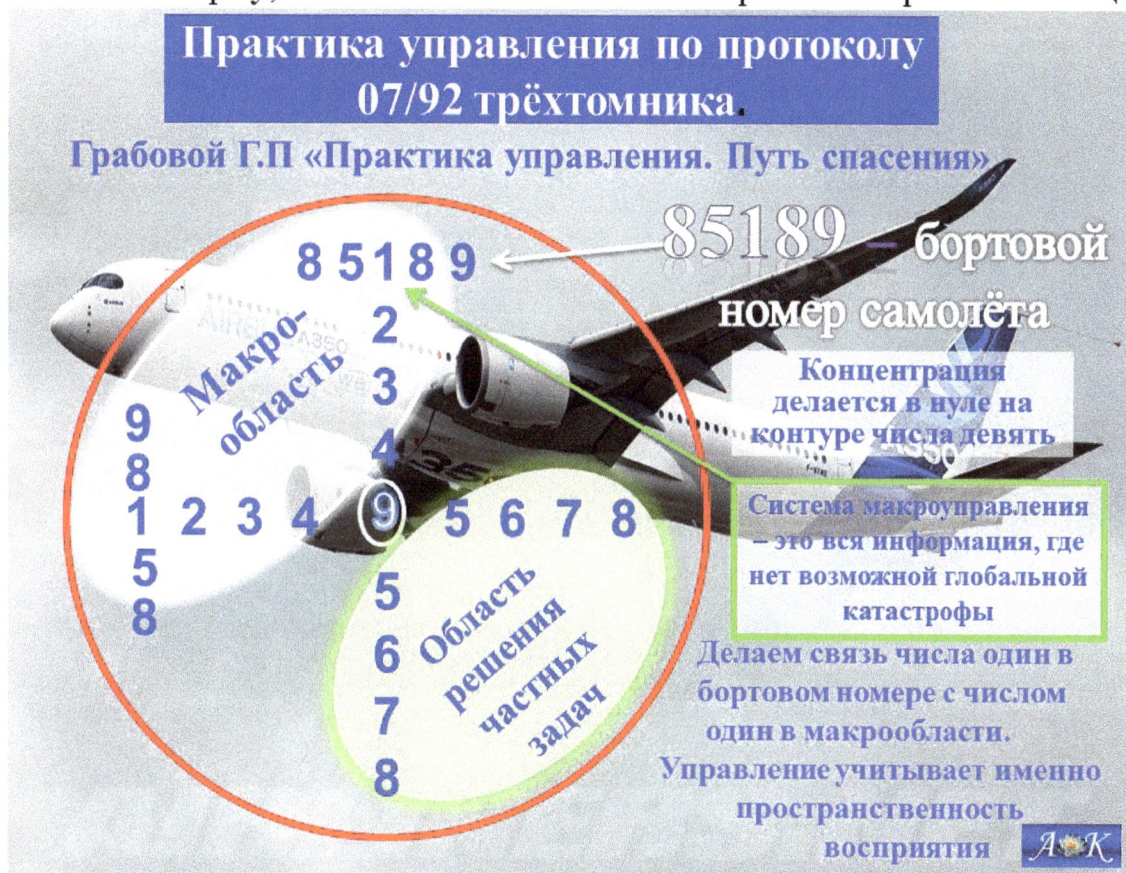

распочковывается уровень оптического восприятия. На схеме управления показан результат введения бортового номера в управляющую систему. Важно понимать, что информация вносится в область, где нет возможной глобальной катастрофы.

Горизонтальная часть ряда справа от нуля соответствует уровню, основных систем, а числа пять, шесть, семь и восемь вертикального ряда соответствуют уровню частных, каких-то конкретных проблем, связанных, например, в самолёте непосредственно с агрегатами. *«Просто надо распределить вообще хотя бы ну ориентировочно, что в самолёте соответствует какому-то числу.*

И дальше вы видите, как идёт управление. Это, в общем-то, управление с точки зрения диагностики и одновременно управление по несовершению там катастрофы. И здесь вот именно, чтобы не было катастрофического как бы уровня что ли развития информации, основную концентрацию надо проводить в числе ноль, то есть вот внутри нуля там, где существует число девять, вы делаете сначала управление, что не происходит катастрофа с самолётом, затем вы уже делаете управление, как бы двигаясь по числовому ряду как бы от нуля вправо либо вниз».

Точно так же можно диагностировать любую машину, любое событие. Можно выписать дату будущих событий, например год, время, число, и числовой ряд продиагностировать с точки зрения того, что в событии надо как бы сделать управляющим элементом. Это универсальная система не только по диагностике, но и по созданию оптимального фактора развития событийного ряда, если вы концентрируетесь на девятке.

11. Создание стелящихся числовых рядов

Диагностику можно делать путём создания так называемых стелящихся числовых рядов. Если систему упрощаем путём перенесения на бумагу, то всё равно получаем сопоставимую диагностику, потому что знаем, что происходит там в момент, например, данной диагностики.

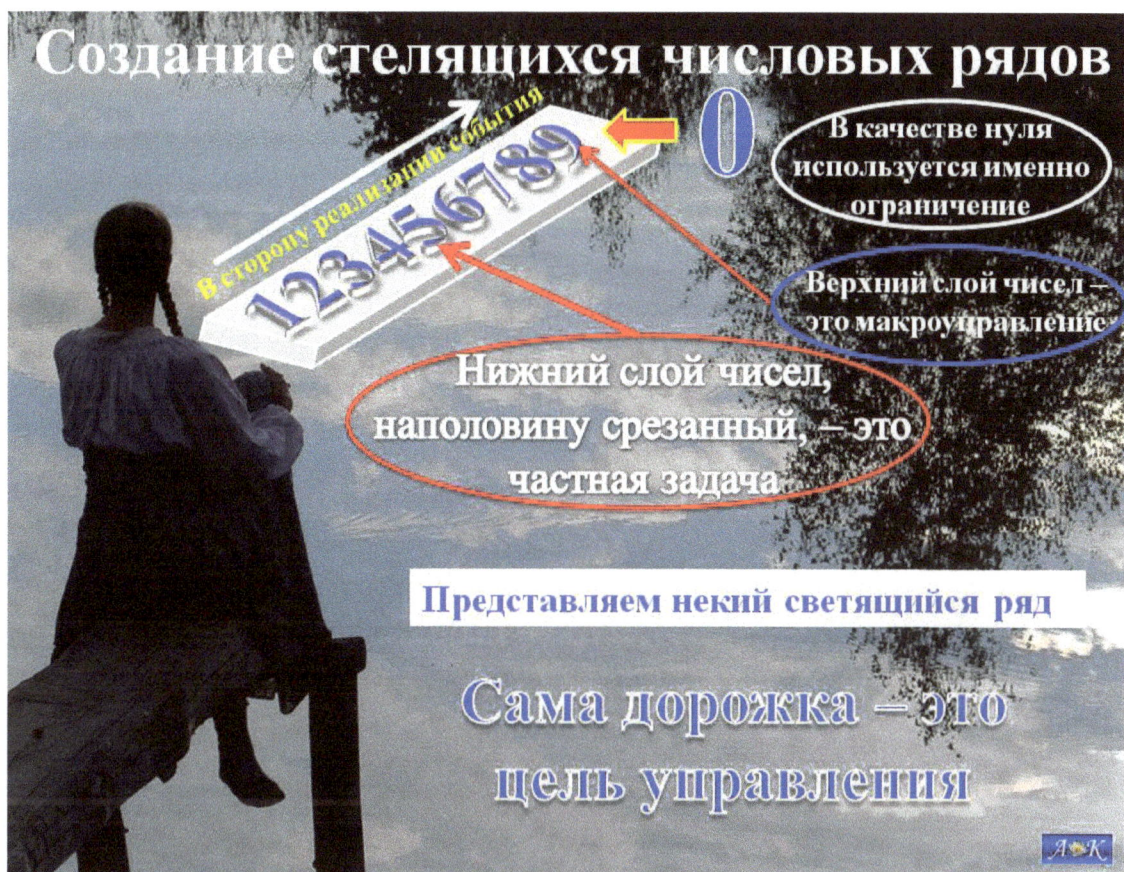

Создание стелящихся числовых рядов

В сторону реализации события

1 2 3 4 5 6 7 8 9

0

В качестве нуля используется именно ограничение

Верхний слой чисел – это макроуправление

Нижний слой чисел, наполовину срезанный, – это частная задача

Представляем некий светящийся ряд

Сама дорожка – это цель управления

Диагностика управления через стелящиеся ряды выглядит так, что от физического тела управленца некие дорожки начинают как бы стелиться в оптически выявленном диапазоне. Сначала ставим цель управления. Задача – организовать числовую дорожку по цели управления: то есть должна возникнуть некая числовая дорожка, идущая в сторону реализации события.

Принцип организации числовой дорожки прост: это числа от единицы до девяти, а нуль используется в качестве ограничения. Нуль в конце, а ряд начинается с единицы. Сама дорожка – это цель управления. Представляем некий светящийся ряд на некоем параллелограмме, который лежит на высвеченной оптике. Верхняя часть чисел, верхний слой, – это макроуправление, а нижний, наполовину срезанный, – это частная задача.

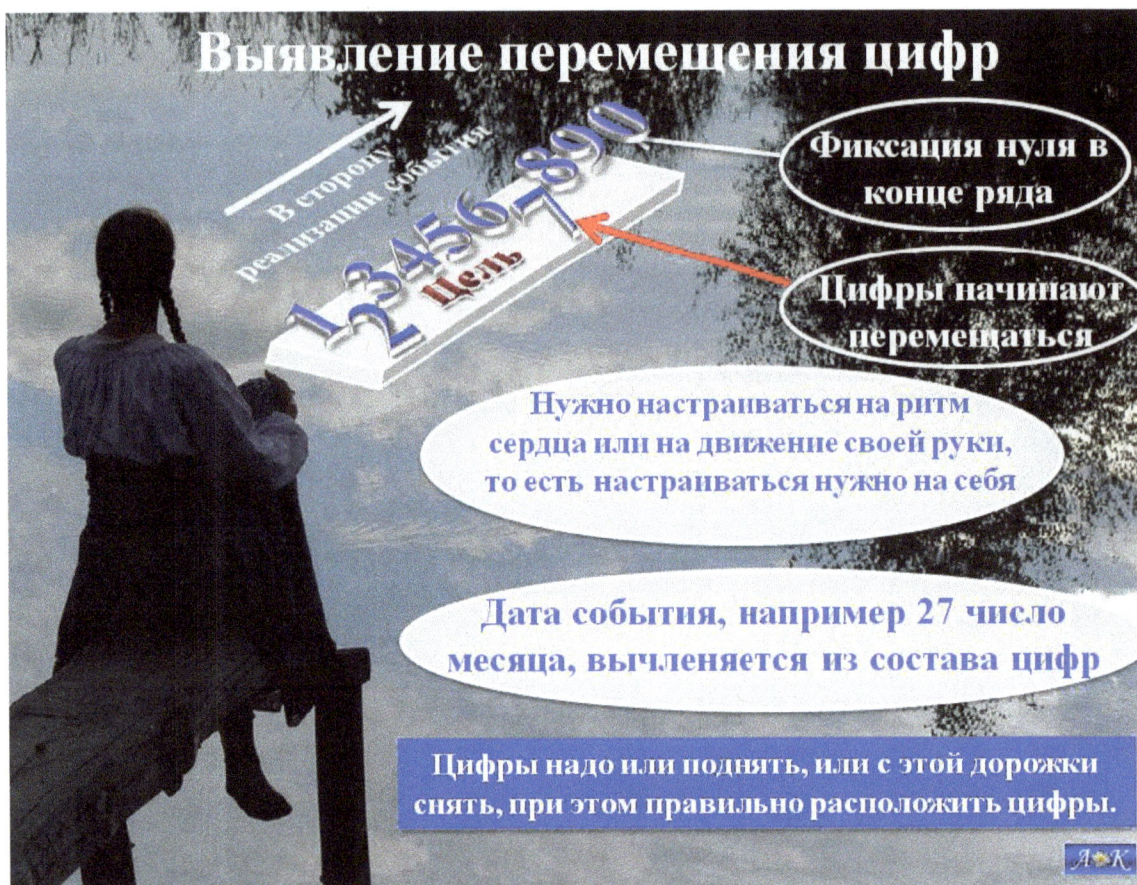

Выявление перемещения цифр

В сторону реализации события

1 2 3 4 5 6 7 8 9 0
Цель

Фиксация нуля в конце ряда

Цифры начинают перемещаться

Нужно настраиваться на ритм сердца или на движение своей руки, то есть настраиваться нужно на себя

Дата события, например 27 число месяца, вычленяется из состава цифр

Цифры надо или поднять, или с этой дорожки снять, при этом правильно расположить цифры.

Как только начинаем раскладывать числа, то фиксация нуля в конце этого ряда начинает действовать таким образом, что часть чисел начинает как бы взаимно перемещаться. Выявляем цифры, которые начинают перемещаться, и строим числовой ряд по цели управления, которая находится под этой дорожкой. Принцип очень простой: нужно настраиваться по возможности на ритм сердца или на движение своей руки, то есть настраиваться нужно на себя.

Как только настроились на цель управления и выявили её, по ритму сердца можем выделить те цифры, которые от единицы до девяти располагаются на этой дорожке. Цифры надо или поднять, или с этой дорожки снять, при этом правильно расположить цифры. Если событие близко, то принцип данного управления заключается в том, что берётся, например дата данного события, и это событие как бы вычленяется из состава цифр: используя число месяца, например, берём и две цифры переносим как бы в подложку. Это самый простой и механизированный метод, который вообще соотносим с понятием выборки.

Автором в семинаре даётся принцип работы проведения диагностики по схеме просто шахты. *«А цифровой ряд – это система, которая, вообще говоря, должна показывать расположение числа, расположение числа на данном уровне, и данное число должно что-то обозначать».*

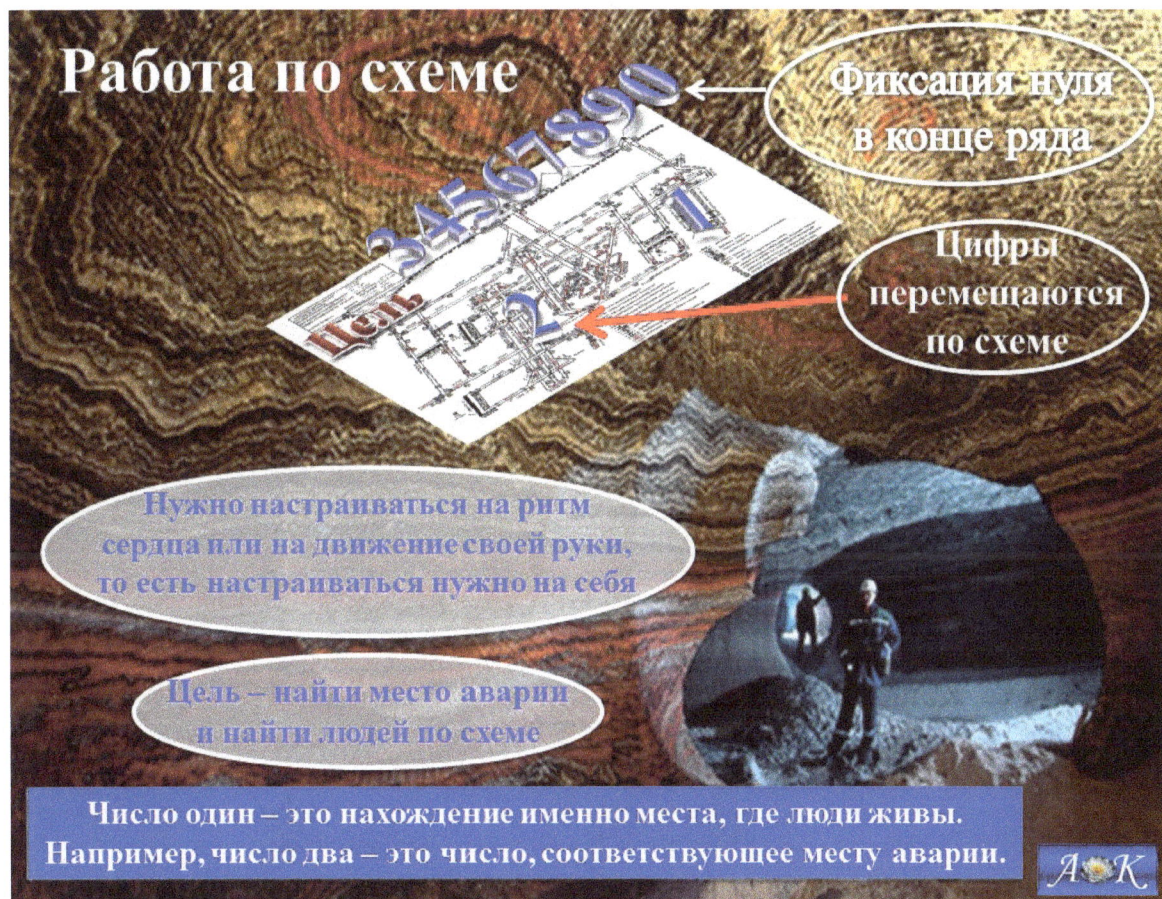

Григорию Петровичу дали схему шахты и попросили сказать, в каком отсеке огонь, а в каком находятся люди. Он положил стелящийся ряд на светящейся дорожке на схему шахты, назначил, что число два покажет огонь, а число один покажет отсек, где находятся люди. Цифры переместились по схеме и показали оба отсека, люди были спасены.

Ряд должен работать на подложке. В данном случае подложкой является схема шахты. Если человек находится в шахте, он может, работая со стелящимся числовым рядом, поставить в качестве цели, например, найти безопасное место, откуда его спасут. Принцип работы показан на схеме управления. В качестве практики можно по этой технологии найти какую-то информацию, о которой человеку заранее известно.

О данном методе Автор говорит так: *«в данном случае я показывал технологию, где работает как, например, духовная система, то есть вы работаете на уровне Духа, Души, Сознания, и при этом речь идёт о том, что ваше тело, то есть ваша как бы система, ну реализованная в виде физического тела, при движении там, при реакции, при развитии действует на систему, о которой я сейчас сказал».*

12. Принцип выявления числа. Получение ответа без решения задач на последовательности чисел 4798

В совокупных системах не обязательно точно понимать систему, главное знать, что вообще принцип существует, и реализовывать его. Принцип выявления числа соотносится с внешней реальностью, достаточно только знать управляющую последовательность. В работе ситуация контролируется на уровне просто логической фазы Сознания.

Принцип управления – перевести число в оптическую фазу восприятия. Выборка чисел даётся Автором Учения. В зависимости от задачи управления этими числами надо выгнуть сферу восприятия в уровень именно сфероидальный, то есть мы должны как бы прогнуть числовой ряд в нужной точке восприятия. Тогда реализовывается одновременно как задача именно макроспасения, так и задача частная. То есть вот здесь принцип идёт объединения. Здесь число – это макроуправление, и число – это частная задача.

Берём четыре числа – четыре, семь, девять и восемь – и располагаем эти числа вертикально снизу вверх примерно в пятидесяти сантиметрах от себя, в число девять вкладываем принцип именно целевого управления. *«И число девять соотносите по отношению к этим выделенным числам, значит, таким образом, чтобы число девять было максимально близко как бы в пространстве вашего восприятия к числу четыре».*

Управление – зацепили число четыре как леской и протягиваем через верх девятки, через окружность, при этом четвёрка тянет за собой остальные числа. Разорванную структуру числа девять дополняем до восьмёрки, фиксируем цель управления, где макроуровень и логический уровень соединён как бы в одной задаче.

Апробация этого метода во втором томе книги Г.П. Грабового «Практика управления. Путь спасения», стр. 284-286 – диагностика шахты, стр. 372-373 – ответы задач без решения. После того как четвёрку как бы ввели вместе со всем рядом

внутрь девятки, решение отсматривается за девяткой на вертикальной плоскости.

«Цель управления – получить решение задачи, не решая задачу. Следовательно, вы должны определить плоскость в восприятии, значит, которая обозначает данное управление. И тогда вы должны видеть вот в пространстве восприятия: за числом девять просто поставить вертикально как бы мало светящуюся плоскость со слабым свечением и просто-навсего воспринимать ответ».

Сфера возможных решений, или поле работы, ограничивается плоскостью за девяткой. Эту плоскость можно варьировать и двигать в пространстве восприятия за девяткой плюс-минус два сантиметра. Заявляем, что плоскость, на которой получаем ответ, именно плюс-минус два сантиметра, – тогда получаем адаптацию как бы этой системы на систему будущих событий. В начале объяснения этого метода было сказано: *«принцип выявления числа, принцип рассмотрения там передвижения числа – это как бы принцип, который сводится именно к работе в соответствии с уровнем как бы, который соотносится с внешней реальностью».*

Данный метод применяется в случае, когда есть задача получения какого-то конкретного числа, времени или нужна конкретная система управления, связанная с числом.

13. Принцип выявления числа. Скоростная характеристика числа четыре

Метод тоже относится к логической фазе управления, которое происходит за счёт придания числу как бы динамики в развитии своего мышления. Число приобретает скоростные характеристики – тогда мы получаем доступ числа с точки зрения, предположим, будущих процессов.

Метод показан в семинаре на конкретном примере получения ответа *«в интервале от десять в минус шестой до десять в шестой там степени – это порядок миграции».* Получается, *«что метод может давать точность в управлении и в доступе к информации, то есть ну как бы задавать точные характеристики управления даже при большом объёме информации».* В семинаре приведён протокол на странице триста восемьдесят четыре тома два книги «Практика управления. Путь спасения». Григорий Петрович выделил число в задаче определения степени миграции – десять в шестой степени в секунду. Таков был порядок миграции, хотя он мог быть любой, то есть не было вообще никаких конкретных характеристик.

Суть управления – придание скоростных характеристик числу, то есть нужно создать для конкретного числа траекторию движения в нужную точку управления. Выделяем, как предлагается в семинаре, число четыре и работаем только с одним числом. Рассматриваем число четыре, состоящее из отрезков: верхний свободный отрезок – это область макроуправления, перпендикуляр по отношению к отрезку – это уровень частных задач.

Вот эту часть, где есть макроуправление, стараемся как бы пригнуть мысленно вниз, реально не пригибая, при этом как бы задаём скоростные характеристики числу, которые видны просто по вертикальной прямой на самом деле, хотя на четвёрке это видно, как отрезок. И достаточно всего лишь зафиксировать в какой-то точке на этой прямой число события.

Григорий Грабовой говорит: *«Если начинается как бы ну такой загиб вот этого уровня, макроуровня числа четыре, в сторону как бы основной что ли массы числа, то получается, что вот здесь вот выявляется – я зафиксировал там число пять – выявляется именно, например, конкретное число, то есть вы просто его видите».*

По оси это просто маленькая точка, обозначенная числом пять: можно мысленно написать там число пять. И считаем, что в этой точке мы событие зафиксировали.

«Тогда вот этот пороговый уровень через пятёрку вы воспринимаете, как всплеск волны. И вот этот всплеск волны – это есть реализация данного события за счёт скоростных характеристик развития числа». Число начинает как бы закручиваться и стремиться к событию, событие начинает реализовываться. При большом объёме информации это очень эффективная система, в которой можно работать за счёт скорости, не выделяя сам объём.

В управлении через число выбирается *«принцип управления: либо это динамический принцип, если очень большие объёмы, либо это статический, если вы работаете какими-то ну как бы частными, что ли, системами управления».*

Использование принципа
динамики собственного тела

14.а. Соотношение чисел с частями тела

В этом методе используется простой принцип, связанный с динамикой тела. Можно выделить семь каких-то отдельных возможных систем, которые обозначают в совокупности человека. Обозначаем цифрами 1, 2, 3, 4 – руки и ноги, 5 – это туловище, 6 – туловище вместе с шеей, и 6 – одновременно шея: создаётся два смысловых значения, 7 – голова соотносится с числом семь. Надо придать событийной картине как бы сопоставимые системы, то есть переводя систему ну как бы по аналогии, например, в семь элементных систем.

Соотнесение конкретного числа события с выделенными элементами

В событии выделяется 7 возможных систем
Событие – это, например, путешествие.

Семь возможных систем, которые обозначают в совокупности человека

7 – в путешествии посмотреть, например, памятники культуры, или провести деловые встречи

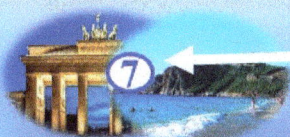

6 – гармоничные контакты с людьми

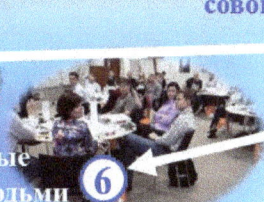

5 – условия проживания

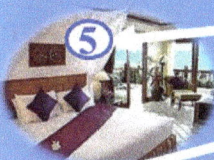

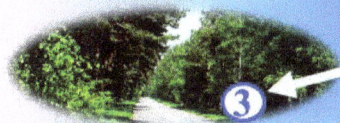

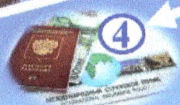

4 – документы на поездку

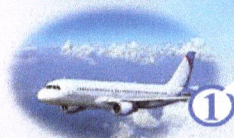

3 – погода

1 – транспорт основной

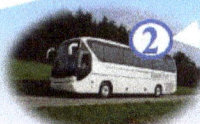

2 – транспорт дополнительный

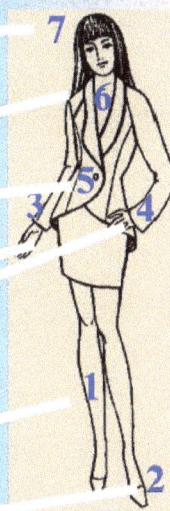

Обозначения можно менять, это не принципиально

А◆К

Например, есть какое-то событие, и нужно получить управление. Это может быть, например, поездка в экономической, туристической, бытовой области и так далее.

Тогда разделяем на семь систем это событие и соотносим каждое конкретное число данного события с выделенными элементами. При этом обозначения можно менять. На приведённой схеме понятно разделение события на системы и управление событием именно через обозначенные системы тела.

В управляемом событии есть область, которую считаем как бы главной и обозначаем эту область, например, числом 7: проведение встреч в назначенное время. Оптический луч от головы управленца идёт в область события под цифрой 7 и засвечивает её, от этой области засвечиваются все остальные системы.

Можем назначить в событии любую область главной, например, перелёт в пункт назначения. Эта область обозначена числом 1 – на теле это правая нога. Тогда засвечивание систем происходит от числа 1, именно в это число попадает оптический луч от правой ноги.

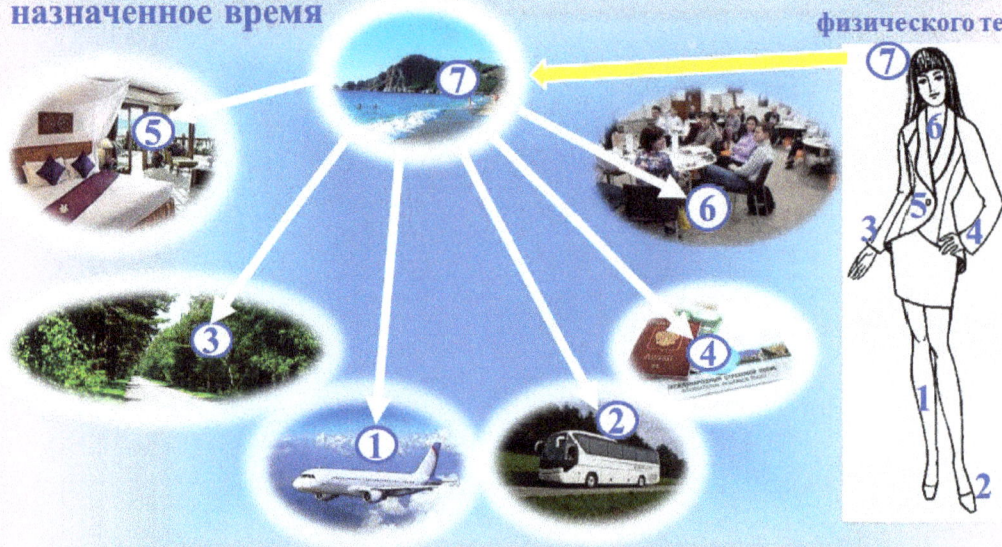

Управление через обозначение главной области в событии

7 – главное событие – проведение встреч в назначенное время

Выделенные элементы физического тела

«Когда вы взаимодействуете со своим телом, вы в большей степени можете работать с пространством будущего».

Или управляющую схему можно выполнить, допустим, так:

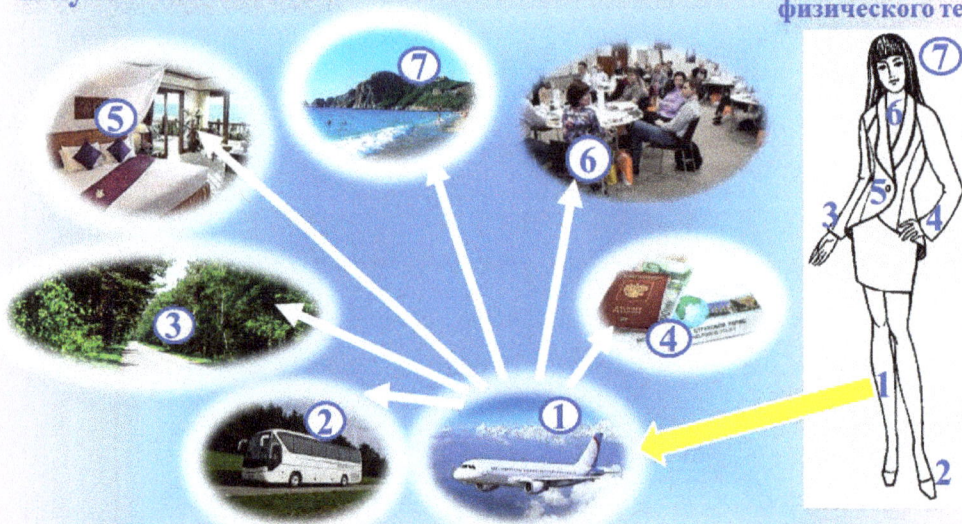

Управление через обозначение главной области в событии

1 – главное событие – перелёт в пункт назначения

Выделенные элементы физического тела

«Когда вы взаимодействуете со своим телом, вы в большей степени можете работать с пространством будущего».

14.б. Работа с пространством будущего через взаимодействие со своим телом

При излечении заболевания достаточно выделить три элемента, просто три пальца – указательный, средний и, например, безымянный, а событие разделить на три события: есть диагноз, потом есть лечение и третий элемент – излечение. Обозначаем цифрами и соединяем каждый из трёх пальцев мысленно с числом, фиксируем.

Фиксация даёт управление только числами, дальше не обязательно контролировать, например, свой палец, при этом получаем управление в основном процессами будущего, потому что в тело заложены элементы его следующей реализации, то есть будущего развития. Взаимодействуя со своим телом, управленец в большей степени может работать с пространством будущего.

Автором в его книге «Практика управления. Путь спасения» на стр.411 тома 2 даётся пример прогноза по межбанковскому кризису.

Разделение излечения заболевания на три события

1 – указательный: диагноз
2 – средний: лечение
3 – безымянный: излечение

Не обязательно контролировать свой палец. Управление получаем процессами будущего, потому что в тело заложены элементы его следующей реализации, то есть будущего развития.

Пример прогноза на стр.411 тома 2 «Практики...»

в данном месте
время
Точка фиксации будущего события

1 – пространство «один»: здесь и сейчас;
2 – время до события
3 – число 3 в точке фиксации переходит в конкретную дату

Взаимодействуя со своим телом, управленец в большей степени может работать с пространством будущего.

Принцип управления по отношению к такому уровню реализации заключается в том, что пространство управления просто разбивается на пространство «один» в данном месте – число один, где управленец находится. Число два – пространство доступа, то есть время, за которое происходит реализация события. То есть это время до того момента, когда произойдёт какое-то событие, например кризис. Три – это какое-то событие, которое нужно дать в прогнозном плане.

Управленец работает только со своей целью, как бы его мало интересует вопрос настоящего, то есть какое событие сейчас существует. Если нужно выявить цель управления, – например, что следует сказать по конкретному человеку, – тогда можно зафиксировать на тех же пальцах эту систему: один, два, три.

И число три, зафиксированное как бы в точке, то есть где управленец его фиксирует, переходит в конкретную дату. В данном случае дата воспринимается как уровень фиксации числа три. И само управление получается простым, если человек соотносит его с процессами будущего. *«То есть будущее там, где работает физическое тело, например, человека».*

15. Выделение системы макроуправления внутри числа для реализации собственной задачи

В методе внутри числа выделяется система макроуправления, *«причём с такой как бы высокой скоростью, что в пределах этого макроуправления в любом случае реализовывается, собственно говоря, ваша задача».* Надо как бы мысленно зайти в этот макроуровень числа «один» и поставить цель управления внутри как бы жёстко фиксированного числа.

Управление делается за счёт того, что допускается развитие событий внутри конкретной формы в бесконечной области, то есть за счёт именно бесконечности в любом случае достигается управление. Создание бесконечного фактора внутренней области числа один – это мысленное и очень сильное сжатие воспринимаемого внешнего уровня числа один. Представляем число и начинаем мысленно очень сильно как бы сжимать, при этом цель управления находится внутри. Путём сжатия этого числа как бы выжимается готовое событие из числа. Если события два, то лучше работать в числе два, то есть лучше работать в рамках обозначенной именно числовой системы.

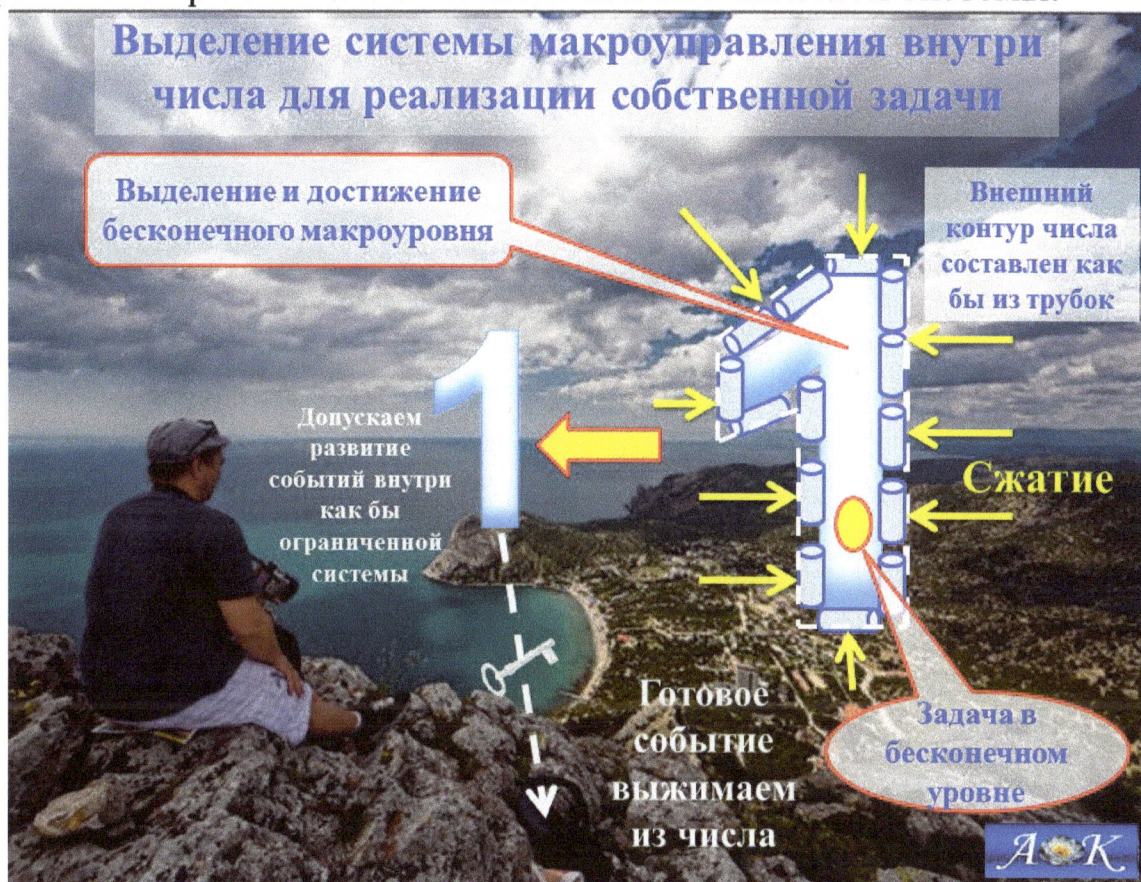

Выделение системы макроуправления внутри числа для реализации собственной задачи

Выделение и достижение бесконечного макроуровня

Внешний контур числа составлен как бы из трубок

Допускаем развитие событий внутри как бы ограниченной системы

Сжатие

Готовое событие выжимаем из числа

Задача в бесконечном уровне

В качестве примера рассмотрен протокол на стр. 437 тома 2 книги Автора «Практика управления. Путь спасения», там рассмотрена материализация утерянного ключа от номера в гостинице. За счёт напряжения Сознания волевым усилием делалось давление на внешний контур числа «один»: контур представлялся составленным из трубок или конусообразных фигур. Число нужно представлять в том месте, где необходима реализация события. В примере ключ появился в сумке, в которой точно ключа не было.

«Собственно говоря, это такой метод, где вы организовываете материю по уровню, ну например там, первичному, потому что если рассмотреть, что есть организация материи, то сверхконцентрация информации, да?.. некое сжатие и сверхсжатие даёт материальный

субстрат. В данном случае применена даже ну та же самая технология».

16. Создание числа путем взаимного отражения чисел

В данном методе *«уровень макроуправления и частная задача – это всего лишь навсего то число, с которым вы работаете». «Вот в работе с числовыми рядами надо по возможности находить ту ситуацию, когда ваше духовное что ли развитие даёт возможность именно получить это макрочисло на уровне, например, ну как бы микрочисла, микроуровня восприятия и так далее».*

По данному методу сначала показываем структуре внешней реальности то число, с которым собираемся сделать управление. Можно взять любое число и назначить цель управления – лучше от 0 до 9. Как только обозначили свою цель управления каким-то конкретным числом, показываем это число в структуре своего восприятии: *«и данное число начинает реализовываться с точки зрения ну как бы роста реальности, то есть начинает следующий уровень реальности видоизменять то число, которое вы фиксируете».*

Чтобы контролировать принцип видоизменения, надо допустить, что будет изменение числа, например, по кругу. Задались числом управления, например девять, – то есть девять параметров надо учесть, или просто могло понравиться число девять. В управляющее число девять поставили цель управления, а вокруг этого числа ставим числовой ряд от нуля до девяти. И далее в зависимости от смещения числа девять строим двоичные системы, как своеобразная стрелка по циферблату: «девять – один», «девять – два», «девять – три» и так далее.

Чтобы метод не был сильно расширен и не было бесконтрольных систем развития внутри числового ряда, можно представить конус и от вершины этого конуса можно, например, провести линии к каждому числу. Число девять на вершине конуса: и проводим девяткой или любым числом, обозначающим цель управления, по каждой линии – тогда учитывается весь спектр управления. Мысленное соединение управляющего числа, придание динамических свойств соединению с каждым числом, хотя бы соприкосновение – даёт управляющий эффект.

Пример Григория Петровича по заочному излечению СПИДа четвёртой стадии (т.3, стр.705): вверху было число 7, наибольшую активность дала линия 7–0. Стоило только удержать внутри круга число 0, болезнь была излечена.

Как только управленец начинает проводить числом по линиям, какое-то число пытается выйти из круга: задача – удержать это число в круге, чтобы получить управляющий эффект.

17. Ряд сферических дорожек из чисел от 0 до 9

Метод, в котором используется принцип свёртывания чисел на плоскости: представляем на плоскости числа от нуля до девяти и ставим ряд как бы сферических дорожек. Можно поставить три-четыре дорожки, например, первая: 0 – 1 – 2 – 3, вторая: 0 – 1 – 2 – 3 – 4 – 5 и так далее. Сделали одну, две или три дорожки – и на этих дорожках делаем постановку задачи макроуправления в виде управляющего числа, которое видим одновременно на управлении.

Например, это число два, которое можно представить вертикальным на этой своеобразной подложке, – тогда получаем управляющий эффект. Кроме уровня числа два, в восприятии выделяются все остальные числа, *«то есть однородность выделенного числа на двух уровнях как бы вот таких – сфероидально ну горизонтальном уровне и плюс вертикальном – даёт управляющий эффект».*

Сферические дорожки из чисел от 0 до 9

Число 2 – постановка задачи макроуправления на дорожках

Пример по излечению от неоперабельного рака поджелудочной железы

Управляющее число 2 несёт в себе цель управления именно в уровне макроуправления

«...однородность выделенного числа на двух уровнях как бы вот таких – сфероидально ну горизонтальном уровне и плюс вертикальном – даёт управляющий эффект» Г.П.Грабовой, 20020423

В качестве примера даётся случай из трёхтомника «Практика управления. Путь спасения», стр.748, том 3 по излечению от неоперабельного рака поджелудочной железы с прорастанием в двенадцатиперстную кишку. Цель управления – это излечение. Цель может быть обозначена вообще любым числом, а дорожки создаются непрерывно из последовательностей чисел. Замыкание как бы дорожки происходит на механическом уровне.

«Принцип как бы управления должен быть таким, чтобы вы выделили это число для того, чтобы достичь управления с точки зрения именно устойчивости и с точки зрения того, что вы назначаете на самом деле любую систему как управляющую и можете её соотнести, например, с управлением».

Создание непрерывных дорожек из чисел, то есть создание сфероидально-горизонтального уровня, управленец выбирает по своему усмотрению, то есть числа могут располагаться, предположим, так:

УПРАВЛЕНИЕ ПОСРЕДСТВОМ ФРАЗ
В ВОСЬМИ МЕТОДАХ

18. Метод управления посредством фразы на вертикальной плоскости

Управление делается на вертикальной плоскости как бы в координатной системе YOX, которая находится примерно в 50 см от физического тела в области восприятия, или можно нарисовать схему на листе бумаги и сделать управление, глядя на рисунок. Сначала формируется управляющая цель в виде короткой фразы, затем по синусоиде расставляются буквы: первая буква остается на горизонтальной оси Х, вторая и каждая чётная образуют своеобразную синусоиду, то есть чётные буквы строят синусоиду, а нечётные находятся на оси. Берём обычную фразу – «норма здоровья» – и организовываем из фразы синусоиду.

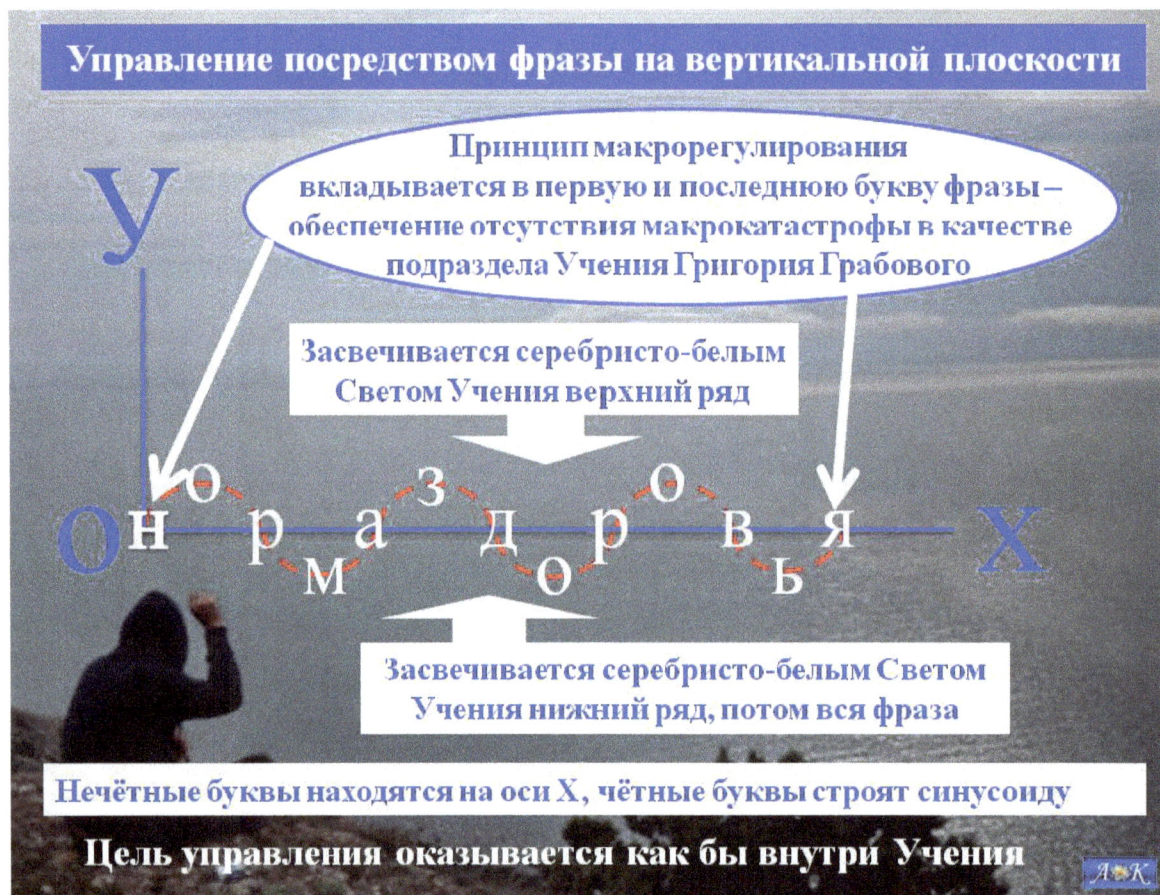

Принцип макрорегулирования вкладывается в первую и последнюю букву фразы – обеспечение предотвращения возможной глобальной катастрофы в качестве подраздела Учения Григория Грабового. Значит, область предотвращения возможной глобальной катастрофы – это не абстрактная область, а именно подструктура раздела конкретного Авторского Учения. Логический принцип управления – войти в некую синхронизацию с элементами обычного оптического распространения информации, при этом человек организовывает своеобразную волну, так скажем, из управляющей фразы.

Следующее действие – высветить волевым усилием буквы, придав им серебристо-белый оттенок: то есть высветить по вертикали верхний и нижний уровень условной синусоиды. Можно сделать управление, правильно высветив только лишь одну или две буквы: не обязательно высвечивать все буквы.

«Если вы хотите, значит, делать управление в той проблеме, так скажем, которая является насыщенной, то тогда следует от начала этого предложения фактически, где сформулирована цель, значит, двигаться сначала слева направо как бы по синусоиде по всем буквам, а потом наоборот – справа налево. И таким образом у вас возникает достаточно высвеченный, ну правда на большем удалении от вас, возникает достаточно высвеченный управляющий ряд, именно составленный из букв».

19. Метод управления посредством фразы на горизонтальной плоскости

Управление аналогично предыдущему методу, только построение фразы происходит на горизонтальной плоскости как бы в координатной системе XOZ.

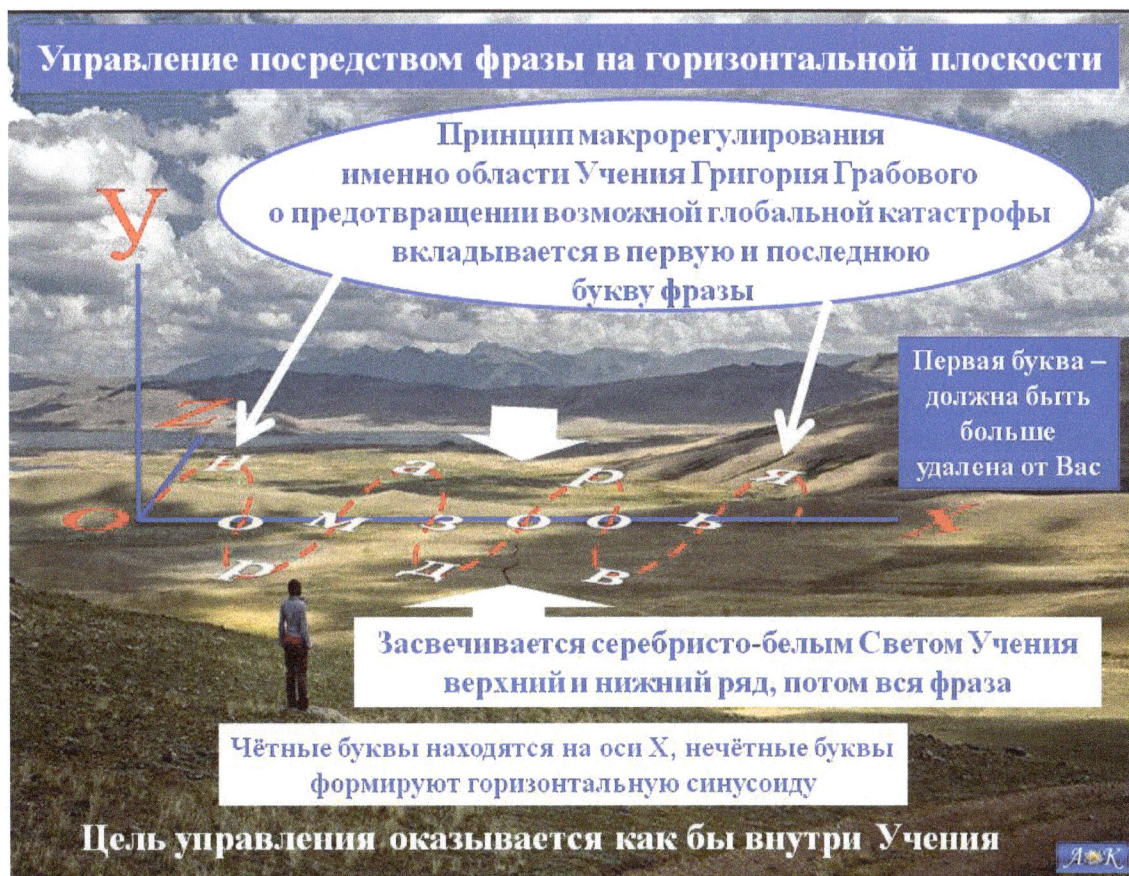

Управление посредством фразы на горизонтальной плоскости

Принцип макрорегулирования именно области Учения Григория Грабового о предотвращении возможной глобальной катастрофы вкладывается в первую и последнюю букву фразы

Первая буква – должна быть больше удалена от Вас

Засвечивается серебристо-белым Светом Учения верхний и нижний ряд, потом вся фраза

Чётные буквы находятся на оси X, нечётные буквы формируют горизонтальную синусоиду

Цель управления оказывается как бы внутри Учения

Конечно, управление делается перед физическим телом человека в наработанной управляющей области. Условные схемы управления даются для понимания расположения букв на синусоидах.

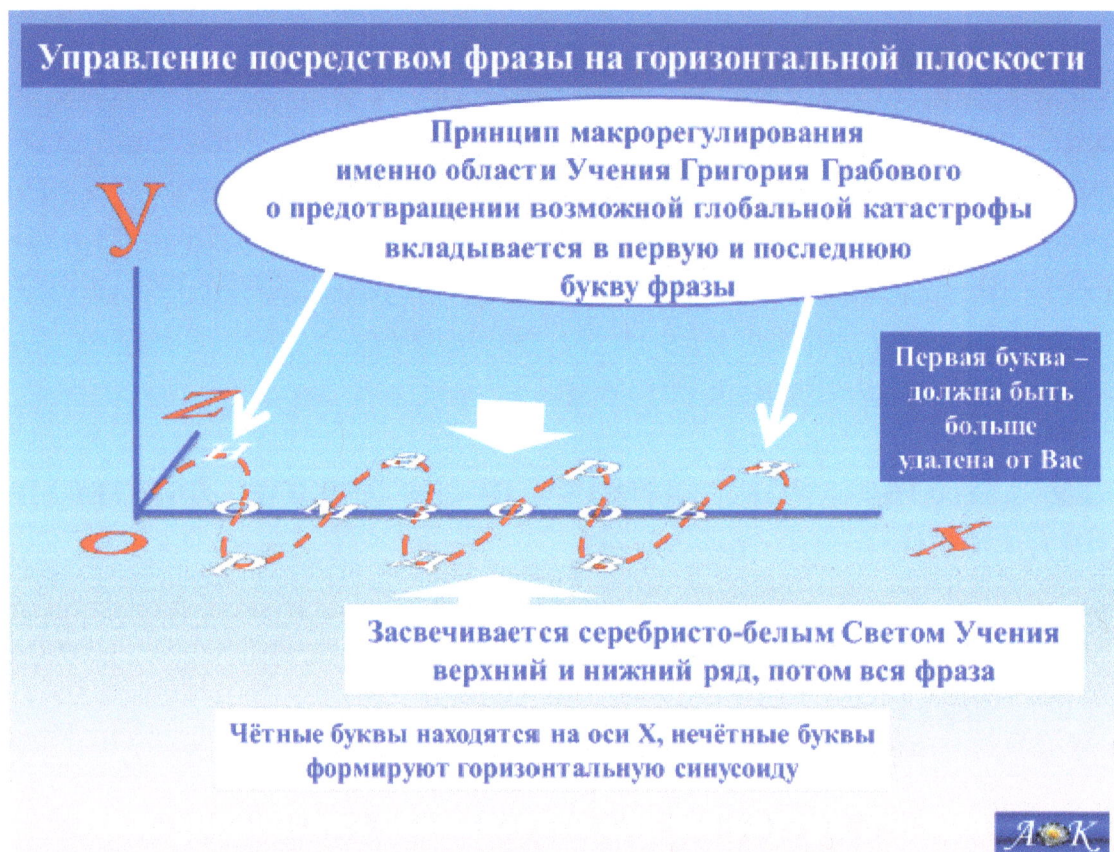

Управление посредством фразы на горизонтальной плоскости

Принцип макрорегулирования именно области Учения Григория Грабового о предотвращении возможной глобальной катастрофы вкладывается в первую и последнюю букву фразы

Первая буква – должна быть больше удалена от Вас

Засвечивается серебристо-белым Светом Учения верхний и нижний ряд, потом вся фраза

Чётные буквы находятся на оси X, нечётные буквы формируют горизонтальную синусоиду

Принцип управления по этому методу состоит из следующих этапов:

❖ Формируется цель в виде фразы и записывается на бумаге или мысленно в пространстве управления.

❖ Высвечивается областью Учения Григория Грабового о предотвращении возможной глобальной катастрофы первая и последняя буквы, чтобы не искать способ макроуправления, а иметь уже готовый, устойчивый метод управления.

❖ Первая буква фразы находится дальше, то есть нечётные буквы строят синусоиду, а чётные остаются как бы на оси X. Движение управления слева направо.

❖ Далее высвечиваются сначала буквы, которые выдвинулись от оси X. Если засвечивание идёт от одной буквы, то делаем от одной, не удлиняем управление. «*То есть в управляющей системе, вообще, вот на будущее надо иметь в виду – и Вы это знали – что если управление достигается началом действия, то управление уже можно считать совершённым».*

❖ Если управление надо сделать абзацами, то можно брать по одной управляющей фразе из абзаца. *«Хотя, конечно, можно делать управление там абзацем, например, но тогда у Вас будет удлинение».*

❖ Координатная система – это один из элементов управления в этих методах.

20. Сворачивание фразы в виде кольца с одновременным самовосстановлением

При управлении не строится координатная система, как в предыдущих двух методах: просто используется пространство восприятия, фактически пространство мышления, в котором строится фраза.

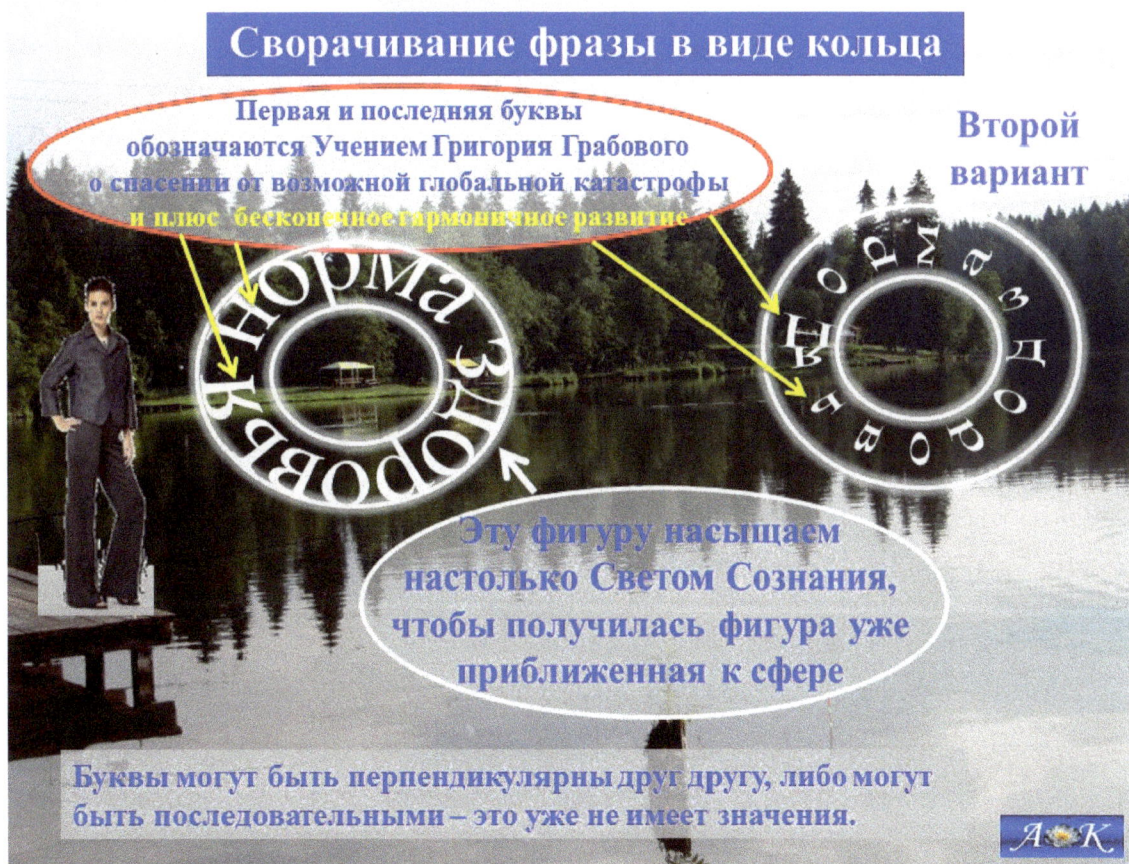

Сворачивание фразы в виде кольца

Первая и последняя буквы обозначаются Учением Григория Грабового о спасении от возможной глобальной катастрофы и плюс бесконечное гармоничное развитие

Второй вариант

Эту фигуру насыщаем настолько Светом Сознания, чтобы получилась фигура уже приближенная к сфере

Буквы могут быть перпендикулярны друг другу, либо могут быть последовательными – это уже не имеет значения.

Выписывание фразы производится сразу: как бубликом, фраза сворачивается в виде кольца перед собой. Расположение букв не имеет значения, надо получить своеобразный обруч, который имеет внешний и внутренний диаметр: надо получить кольцо напротив груди – максимальная толщина кольца по вертикальной букве. Буквы могут быть перпендикулярны друг другу, либо могут быть последовательными – это уже не имеет значения.

Максимально высвечиваем эту фразу. Первую букву и последний символ, например точку, обозначаем Учением Григория Грабового о спасении от возможной глобальной катастрофы и здесь еще добавляется бесконечное гармоничное развитие. Обратить внимание – здесь закладываются два принципа, два параметра Учения.

Фразу лучше писать сразу на торообразной фигуре, чтобы не было дополнительного управления из-за образования других фигур. Эту фигуру насыщаем настолько светом Сознания, чтобы получилась фигура уже приближенная к сфере, свет как бы в обруче из фразы не должен почти отличаться от света самой окружности.

Сворачивание фразы в виде кольца с одновременным самовосстановлением

НОРМА ЗДОРОВЬЯ

5 см над головой

Можно цель ставить, например: снятие собственной усталости. Можно в принципе любую цель формулировать и таким образом выводить на себя.

Одновременно человек получает саморегенерацию от того, что делает положительное решение в цели управления и поднимает сферу свечения над головой

«Любая произведённая Вами материя – это есть в том числе саморегенерация в данной системе». Г.П.Грабовой 14.05.2002

Затем нужно поднять сферу над головой где-то в пяти примерно сантиметрах и зафиксировать. Физическое действие поднятия сферы над головой – это управляющее действие: свечение надо держать над собой.

«Когда оптика выравнивается, обратите внимание, что это, во-первых, принцип одновременно саморегенерации, то есть свет внешнего управления, который Вы выводите на себя, он даёт одновременно и Вам. Это система в том числе и самовосстановления при действии фразы на управляющую цель».

В данном методе одновременно получается саморегенерация, самовосстановление от того, что человек делает положительное решение в цели управления и двигает сферу свечения над головой, *«потому что любая произведённая Вами материя – это есть в том числе саморегенерация в данной системе».*

21. Построение ромба из фразы

Следующий метод заключается в том, что цель выписывается в управляющую фразу и всей фразе придаётся смысл Учения в объёме предотвращения от возможной глобальной катастрофы –

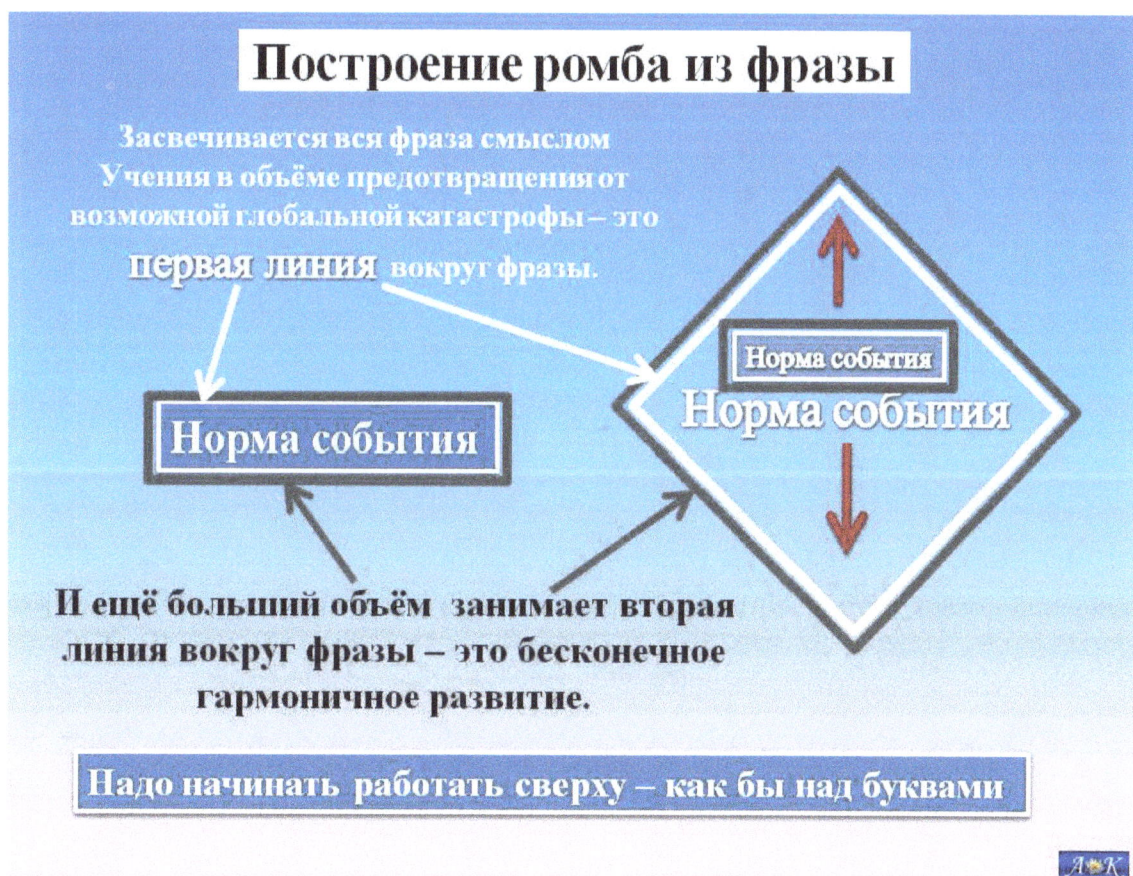

Построение ромба из фразы

Засвечивается вся фраза смыслом Учения в объёме предотвращения от возможной глобальной катастрофы – это **первая линия** вокруг фразы.

Норма события

Норма события

Норма события

И ещё больший объём занимает вторая линия вокруг фразы – это бесконечное гармоничное развитие.

Надо начинать работать сверху – как бы над буквами

это первая линия вокруг фразы. И ещё больший объём занимает вторая линия вокруг фразы – это бесконечное гармоничное развитие. *«Вся фраза информирована ну как бы этим управляющим смыслом»*. Первая линия, например, серебристо-белая, вторая – бесконечное гармоничное развитие – серая. *«Надо начинать там работать сверху как бы над буквами, а не под буквами начинать, потому что у Вас получается, что вот средняя фраза – это первая линия пространства раздела»*.

Дальше раздвигаем пространство, которое вокруг фразы и получаем ромб. Глубоко в управлении можно получать управляющую информацию: начнут организовываться буквы как своеобразная система рекомендаций – что необходимо делать

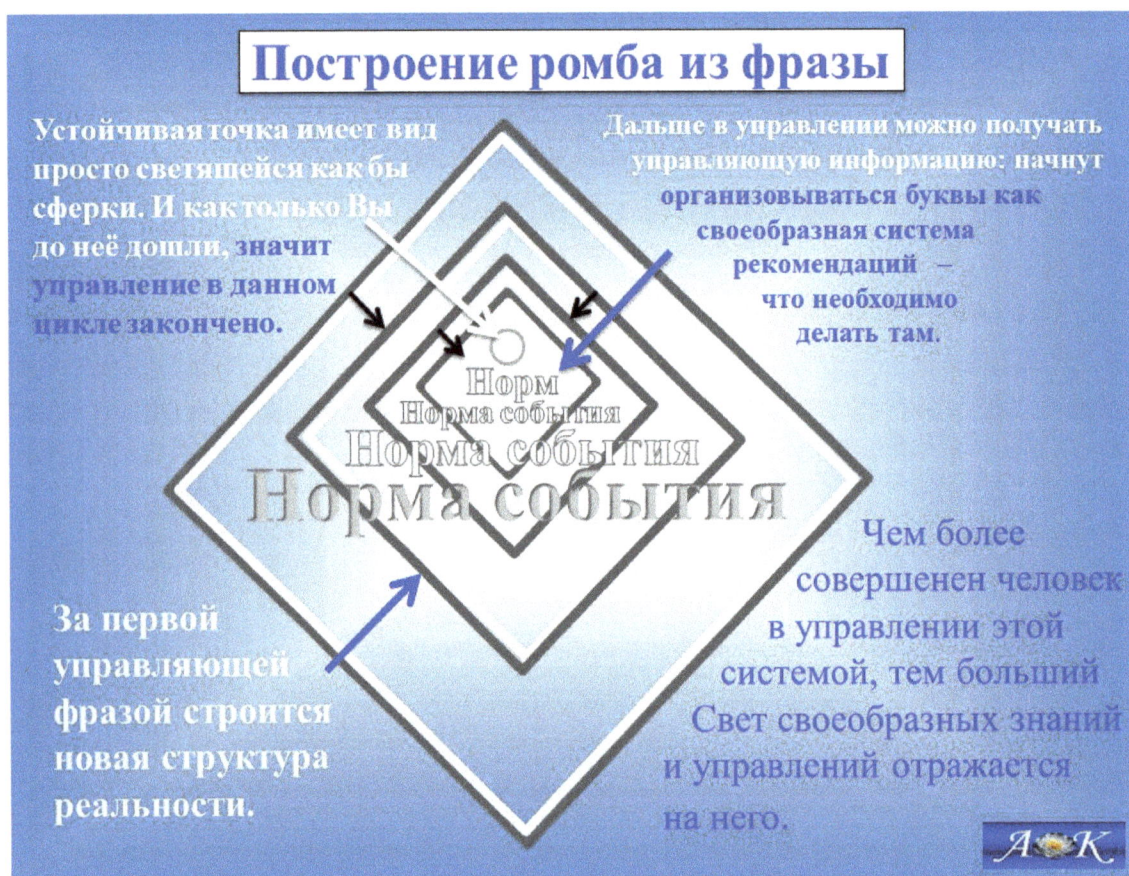

Построение ромба из фразы

Устойчивая точка имеет вид просто светящейся как бы сферки. И как только Вы до неё дошли, значит управление в данном цикле закончено.

Дальше в управлении можно получать управляющую информацию: начнут организовываться буквы как своеобразная система рекомендаций – что необходимо делать там.

Норм
Норма события
Норма события
Норма события

За первой управляющей фразой строится новая структура реальности.

Чем более совершенен человек в управлении этой системой, тем больший Свет своеобразных знаний и управлений отражается на него.

А⊛К

там.

«То есть дальше Вы можете построить следующую фразу. То есть следующее управление строится за первым уровнем. То есть следующая фраза – опять раздвигаете горизонт вверх и вниз и так далее – и доходите до устойчивой точки. Устойчивая точка, она ну как бы имеет вид просто

светящейся как бы сферки. И как только Вы до неё дошли, значит управление в данном цикле, оно закончено».

Обратить внимание на то, что за первой управляющей фразой строится новая структура реальности. Чем глубже человек входит внутрь управления, дальше от себя, тем свет становится ярче, тем сильнее саморегенерация: свет оттуда идёт на управленца, и оптические линии можно направлять в то место, которое нужно восстановить.

«Если Вам нужно ну там продолжить управление: снова создавать фразу и опять как бы входить внутрь управляющей системы». Чем больше человек совершенствуется в управлении этой системой, тем больший свет своеобразных знаний и больший свет управлений отражается на него.

22. Построение фразы на уровне кольца. Духовное управление фразой

Метод заключается в том, что применяется тоже вертикальное построение фразы в виде кольца: *«желательно, чтобы буквы были примерно выровнены по вертикальной плоскости как бы».* В этой системе никакого листа представлять не надо, фраза строится в пространстве своего мышления в виде кольца без какой-либо основы.

❖ Управляющий смысл в виде области Учения, соответствующей предотвращению возможной глобальной катастрофы, вкладывается в первую букву слева.

❖ Кольцо максимально закручивается по часовой стрелке. Если цель управления очень короткая, тогда расстояние между буквами делается большим, чтобы получилась окружность, в которой буквы не слипаются.

❖ В момент кручения необходимо замкнуть первую и последнюю букву фразы, чтобы они пересеклись хотя бы в одной точке.

❖ Колесо надо стараться держать вертикально и закручивать, придавать высокую скорость вращения.

❖ При вращении фразы видим, что всё кольцо засвечивается серебристо-белым светом Учения от первой буквы.

❖ Скорость кольца должна быть так велика, что кольцо выкатывается во внешнюю среду по отношению к телу,

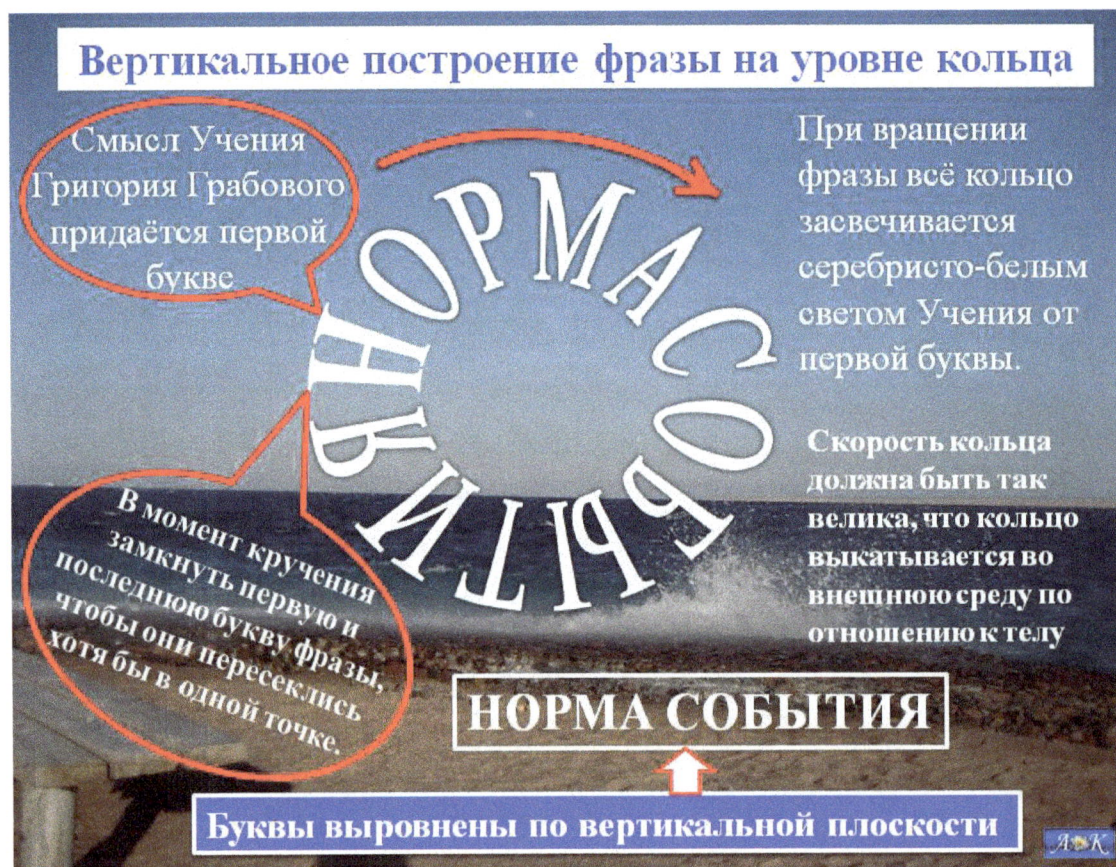

например, в пятидесяти сантиметрах от себя кольцо вышло, и его надо остановить оптическим волевым усилием.

❖ В момент остановки получаем уровень духовного восприятия. *«То есть Вы должны получить духовное состояние, которое соответствует цели выполнения уже управления, понимаете?.. Здесь колесо как бы убегает в будущее, где Вы выполняете управление и получаете духовный импульс этого состояния. В данном случае получается, что выполнение управления вкладывается в смысл этого управления».*

❖ В данном случае человек должен видеть внутренне и вкладывать смысл в выполнение.

❖ Как только кольцо прокатилось и где-то остановилось – управление выполнено в будущем, а управленец получил духовное состояние: *какое духовное восприятие в этом случае при этом элементе выполнения этой цели управления. И далее зафиксировали просто духовное состояние. И вот это духовное свечение – это есть управление в данном случае».*

❖

❖ Логическая фаза, с помощью которой подошли к духовному состоянию, тоже является управляющей, причём она может быть управляющей уже в первом элементе, как только даже слово обозначили.

❖ *«Достижение цели – это часто, ну в общем-то, как бы однотипное по восприятию духовное состояние, и в оптическом выражении оно часто ну похоже, но там столько нюансов, сколько выполнения целей по отношению к конкретному методу».*

❖ В дальнейшем достаточно будет вспоминать – и Вы будете управлять уже по отношению к любой цели.

23. Построение фразы в виде вертикального кольца, раскрученного против часовой стрелки

Метод управления заключается в том, что фактически при построении фразы в виде кольца человек делает просто всё то же самое, но только крутит фразу против часовой стрелки. Светящееся вращающееся влево колесо двигается вправо и влево параллельно телу, но не от управленца. Колесо можно двигать и вокруг тела: в этот момент вокруг тела создаётся некий полюс отсутствия доступа негативных процессов.

«Это управление по стабилизации часто бывает нужно, когда Вы делаете, например ну может быть одновременно много, или большие массивы объёмов каких-то работ делаете одновременно, – и тогда вот провести это управление достаточно эффективно с точки зрения даже стабилизации как бы ну что ли Вашей управляющей системы, чтобы Вы не перенапрягались и так далее».

Можно колесо прокатить вокруг себя, как по рельсам, но рельсы представлять не надо. Если представить хоть один штрих на фоне этого колеса, управление станет очень инертным, ведь там уже другая среда, там среда духовного уровня. Колесо ходит в другом уже пространстве.

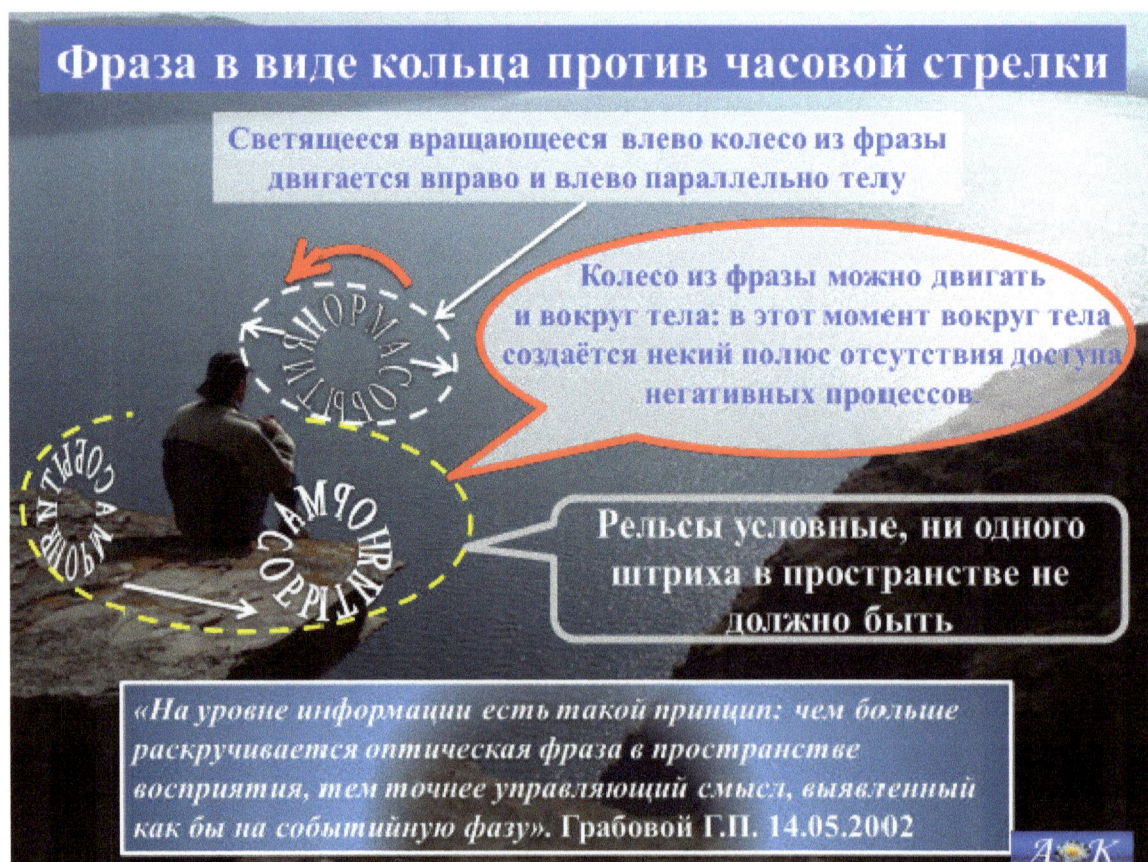

Фраза в виде кольца против часовой стрелки

Светящееся вращающееся влево колесо из фразы двигается вправо и влево параллельно телу

Колесо из фразы можно двигать и вокруг тела: в этот момент вокруг тела создаётся некий полюс отсутствия доступа негативных процессов.

Рельсы условные, ни одного штриха в пространстве не должно быть

«На уровне информации есть такой принцип: чем больше раскручивается оптическая фраза в пространстве восприятия, тем точнее управляющий смысл, выявленный как бы на событийную фазу». Грабовой Г.П. 14.05.2002

«Вот когда мы придаём действие, мы создаём другое пространство. Вот переход от логической фазы управления к духовной – это есть действие». Когда управленец раскручивает колесо влево, то дорожку своеобразную создаёт уже духовная конструкция. Тогда получается, что как бы укрепляется духовная сфера просто путём логического управления.

Движение фразы – простой логический уровень, который позволяет вкладывать любой смысл в действие, не обязательно только самовосстановление или самоустойчивость.

«На уровне информации есть такой принцип: чем больше раскручивается оптическая фраза в пространстве восприятия, тем точнее управляющий смысл, выявленный как бы на событийную фазу».

В данном методе раскрутка фразы переводит в духовную систему управления просто за счёт того, что логическая физическая фаза воспринимается на уровне оптики.

24. Получение светлого окна за счёт движения фраз

Метод состоит в том, что в пространстве своего мышления выписывается управляющая фраза. Макроуправление в виде области Учения Григория Грабового – предотвращение возможной глобальной катастрофы – вводится в три точки фразы – в середину, начало и конец.

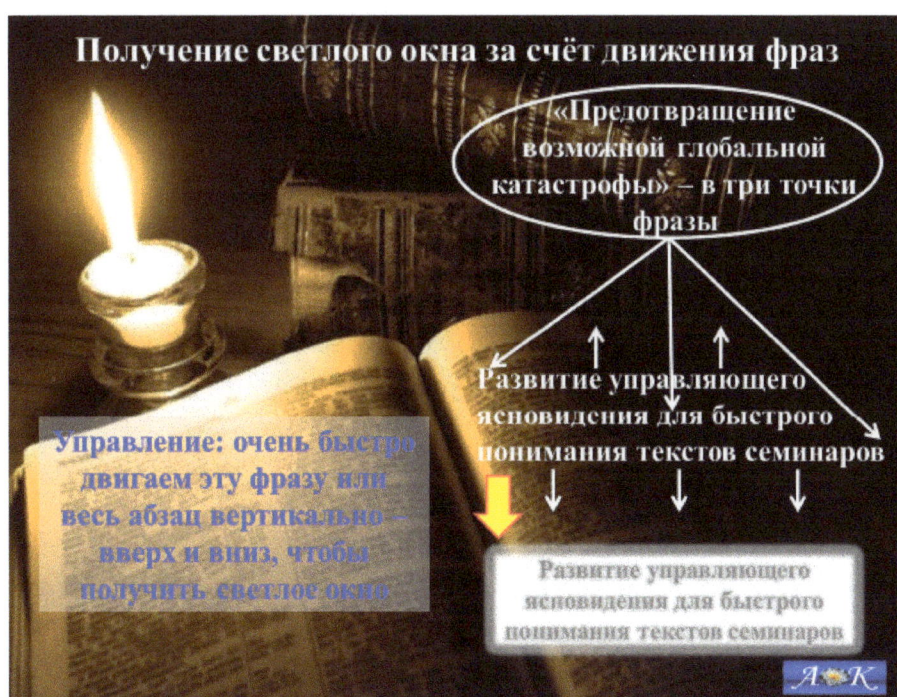

Получение светлого окна за счёт движения фраз

«Предотвращение возможной глобальной катастрофы» – в три точки фразы

Развитие управляющего ясновидения для быстрого понимания текстов семинаров

Управление: очень быстро двигаем эту фразу или весь абзац вертикально – вверх и вниз, чтобы получить светлое окно

Развитие управляющего ясновидения для быстрого понимания текстов семинаров

Можно взять и целый абзац для управления, тогда среднюю точку находим произвольно. Засветили эти три точки, увидели, как свет от них распространяется на всю фразу.

Управление: очень быстро двигаем эту фразу или весь абзац вертикально – вверх и вниз, чтобы получить светлое окно. Как только получили светлое окно – цель достигнута. В этом методе не нужно дополнительно делать что-нибудь ещё.

25. Объединение методов управления через слова

Восьмой метод работы фактически с буквами – *«это как бы объединение всех методов, их как бы что ли конструктивное своеобразное взаимное расположение».* Можно делать, можно не делать: например объединить первый и второй, первый и четвёртый. Можно этот метод не использовать. Слово или фраза – именно является как бы формой цели на самом деле.

ПЯТЬ МЕТОДОВ УПРАВЛЕНИЯ ПОСРЕДСТВОМ ЦВЕТА

Принципы управления, связанные с таким аспектом, как цвет восприятия – минимизировать количество управляющих цветов: желательно управлять через минимальное количество цветов как бы в первом импульсе.

Управление подразделяется на первичный импульс: то есть управление делается быстрым, сразу доступным и сразу действующим. Следующий уровень – цвет как характеристика Сознания или как характеристика восприятия может выражаться бесконечным статусом: просто есть цвет и всё. Надо учитывать, что даже в ограниченных системах управления понятие цвета подразумевает наличие передачи этого цвета, например на соседнюю область. Предположим: синяя лампочка светит во внешнее пространство синим цветом.

Фракции цвета в определённых уровнях могут взаимопересекаться, что может быть также элементом управления, то есть этот эффект влияет на управление. Если выделить белый и синий цвета, то в промежутке могут организовываться какие-то голубоватые, серебристые оттенки. *«В работе с цветом возникают такие как бы характеристики, которые характеризуют именно неограниченность что ли распространимости цвета, как света, так скажем».*

Работать с цветом можно в пространстве восприятия, где жёсткой фиксации нет, например такой, которую можно охарактеризовать так: *«почти как физическое пространство».* Лучше сразу работать в системе жёсткой фиксации – это почти как физической.

Внешний свет влияет на управление

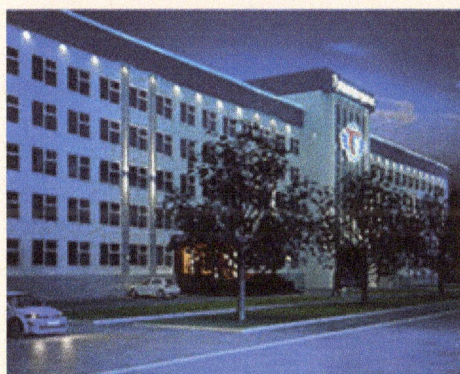

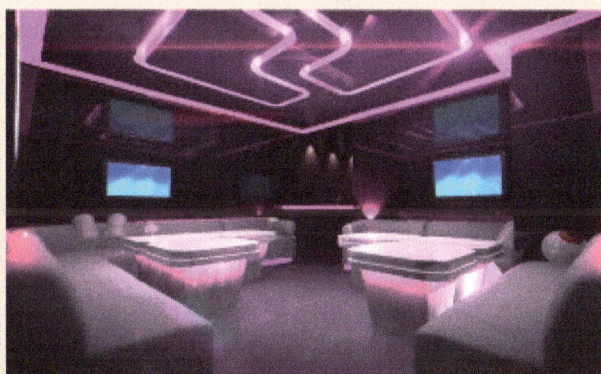

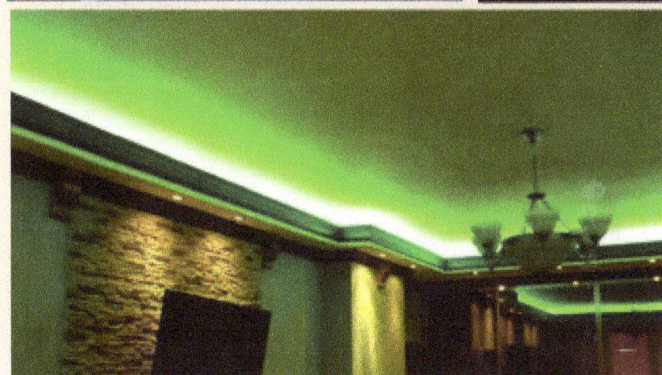

Надо учитывать, что даже в ограниченных системах управления понятие цвета подразумевает наличие передачи этого цвета, например, на соседнюю область.

Внешний свет влияет на управление: подобно тому, как выделяем цвет в физическом пространстве, так и в управлении посредством цвета выделение цвета тоже будет на уровне фиксации. Работая с цветом, работаем с первоначальном признаком создания физического пространства.

Схема управления посредством цвета следующая: в цвете выделяется область спасения от возможной глобальной катастрофы как подраздел, как область Учения Григория Грабового, а дальнейшие действия происходят возле этой системы устойчивости и технологичности.

26. Метод управления посредством трёх согнутых вертикальных сегментов, напоминающих как бы форму лука.

Сегменты вогнуты от вас, как лук держите: лук, например в левой руке, а правой рукой натягиваете тетиву. Первая вертикальная линия напротив сердца, то есть левая, – информируется областью Учения Григория Грабового, эта область соответствует предотвращению возможной глобальной катастрофы: линия серебристо-белого цвета. Средняя линия – это идентичная линия, точно такая же, но она фиксируется просто как цветовая линия. Третья линия – тоже как цветовая линия. Эти две линии не информируются. Управление заключается в том, чтобы между первой и второй линией выделить необходимое событие.

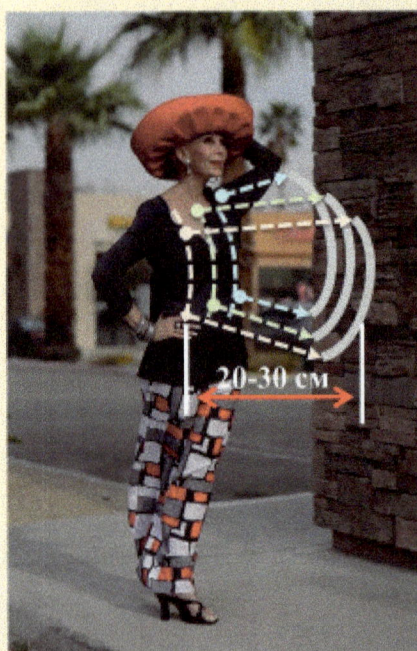

Расположение сегментов окружности по отношению к телу человека

20-30 см

1 – слева, напротив сердца, серебристо-белый цвет: лук информируется областью Учения Григория Грабового, которая обозначает предотвращение возможной глобальной катастрофы.

Вправо второй и третий – тоже имеют цвет подобный, но не информируются.

Работа происходит фактически в физическом пространстве перед телом, например, в двадцати-тридцати сантиметрах.

Система обладает скоростью. Структуры, на которых цвет держится, предположим элементы света, они имеют бесконечную скорость.

Все три лука на одинаковом расстоянии от тела.

Алгоритм управления:

❖   Сначала информируем, например держим серебристо-белый цвет.

❖   Затем выделяем две другие линии.

❖   Работа происходит фактически в физическом пространстве перед телом, например в двадцати-тридцати сантиметрах.

❖   Учитываем, что скорость доступа к этому пространству в принципе бесконечна, потому что речь идёт о работе со светом.

❖   Эта система обладает скоростью: и как бы структуры, на которых цвет держится, предположим элементы света, они имеют бесконечную скорость.

❖   Выделяем ещё две линии, хотя это находится близко перед человеком, но доступ может быть длительный. *«Это связано с тем, что чем выше доступ, тем больше сжимается пространство, уплотняется. Чем выше скорость доступа, тем плотнее пространство, поэтому вы как бы и работаете, почти как в физическом пространстве. То есть в данном случае пространство мышления очень близко к физическому пространству. Вы в данном случае мыслите практически в физическом пространстве».*

Принцип построения управления из трёх луков

Событие | Подобная система

Как бы в пустое пространство между первым и вторым луком ставится событие.

Между вторым и третьим луком помещается подобная система – подобная поставленному событию.

Весь цикл управления заключается в том, что, как только построена первая система управления, необходимо начинать насыщать цветом изогнутые сегменты окружности. Насыщение цветом произвольное, но цвет должен быть светлый.

❖ Управление часто делается очень быстро, сильно и как бы в реальном времени.

❖ Событие ставим между первой линией и второй как бы в пустом месте.

❖ Цель события можно не формулировать словами, а духовно здесь сформировать: то есть на духовном уровне знаем, что хотим: есть желание, например излечить, или желание, чтобы что-то совершилось.

❖ Здесь можно не фиксировать жёстко событие, но нужно зафиксировать либо оптическую форму, либо более точно сформулировать.

❖ Между второй изогнутой областью и третьей помещаем подобную систему.

Весь цикл управления заключается в том, что, как только построена первая система управления, необходимо начинать насыщать цветом изогнутые сегменты окружности. Насыщение цветом произвольное, но цвет должен быть светлый. Дуги сразу могут иметь очень быстрый доступ в любую систему – как бы крайне удалённую или крайне какую-то сложную, запутанную.

26.а. Использование метода управления посредством трёх луков для восстановления функций позвоночника, если есть какие-то проблемы просто именно в позвоночнике

Для диагноза остеохондроз – левая область насыщается, например, серебристым светом, это соответствует области Учения в направлении предотвращения возможной глобальной катастрофы. Формируется задача восстановления от остеохондроза, информация которой вводится как бы в пространство: и ничего не насыщаем. В области управления не фиксируем изначально ничего, кроме желания в Душе или в Духе, то есть в логике. Просто считаем, что информация находится между первыми двумя дугами.

Дальше начинаем ставить следующий цвет – любой, можно поставить синий цвет, например, как в семинаре. Третий цвет – является именно управляющим фактором динамичного управления. Что это значит? Информацию между первой и второй дугой – мы считаем, что она там есть, хотя она внутри нас, – вкладываем как бы между второй и третьей дугой фактически.

Пример. Восстановление от остеохондроза по методу трёх луков

Слева, напротив сердца, серебристо-белый цвет: лук информируется областью Учения Григория Грабового, которая обозначает предотвращение возможной глобальной катастрофы.

Восстановление от остеохондроза, информация

Подобная система

Формируется задача восстановления от остеохондроза, информация которой вводится как бы в пространство между первым и вторым сегментом окружности: и ничего не насыщаем.

Ставим следующий цвет на вторую дугу, например синий.

Первичную информацию вкладываем между второй и третьей дугой.

Ищем цвет третьей дуги и контролируем первичную информацию между первой и второй дугой. Например – придаём зелёный цвет третьей дуге.

Можно между первым сегментом окружности и вторым выделять всё-таки какую-то жёсткую форму, например форму капли цвета. Потому что подобная система на духовном уровне — это чёткое понимание и перенесение её между вторым и третьим уровнем. Или же можно выделить фракции света.

При остеохондрозе должно быть излечение — это просто в данном случае универсальная система, не обязательно конкретный человек.

Как только вложили и зафиксировали Сознанием, – начинаем искать цвет третьей дуги, если этот процесс нужно делать. Процесс цикла управления часто может заканчиваться в том, что мы просто вложили информацию между второй и третьей дугой, – и управление свершилось. Но если видим, что управление надо как бы развивать, то начинаем искать цвет третьей дуги.

То есть первые две дуги можно зафиксировать. В структуре управления через цвет динамика высокая – поэтому надо иногда менять статичные системы опознавательные, например лук, дуга, сегмент окружности: они означают то же самое. Когда начинаем варьировать названия, получаем контроль за управлением и отслеживаем контроль именно в первой области – в первичной.

Можно между первым сегментом окружности и вторым выделять всё-таки какую-то жёсткую форму, например форму капли цвета. Потому что подобная система на духовном уровне –

это чёткое понимание и перенесение её между вторым и третьим уровнем. Или же можно выделить фракции света. При остеохондрозе должно быть излечение – это просто в данном случае универсальная система, не обязательно конкретный человек.

«Принцип диагностики заключается в том, что эти дуги начинают выгибаться и переходить больше в плоскостную, более объёмную фазу».

Можно диагностировать достижение управления, варьируя в правой части зелёный цвет по интенсивности, можно добавить каких-то оттенков. Первый принцип – минимальный: достигаем первичной цели управления, то есть восстановление от остеохондроза. Второй принцип: можно детализировать, например, верхняя часть дуги – зелёная, средняя –голубовато-серебристая, нижняя – вообще розовая и так далее. Получаем принцип полного выравнивания этих дуг, то есть остаются только вертикальные отрезки. Следовательно, цель реализовалась.

Следующий вариант управления. Формулируем цель и вводим её по-другому: не как духовную фракцию понимания цели, а вводим в виде цвета.

То есть можно насытить промежуток тоже цветом и считать, что цель управления – это тоже цвет: то есть управление только через цвет. Задача: промежуточная область между первой и второй дугой выделяется, например золотистым цветом – это излечение от остеохондроза. Значит, между второй и третьей дугой – тоже золотистый цвет должен быть. То есть просто делаем два золотистых уровня. И тогда управление просто заключается в реакции той дуги, которая справа.

В управлении важно соблюдать алгоритм:

❖ Выделяется ряд своеобразных дуг – три перед вами: левая информируется как область Учения, соответствующая предотвращению возможной глобальной катастрофы.

❖ И дальше можно ставить цель управления сразу же.

❖ Бывает так – стоит только выделить первичный сегмент цели: сразу же происходит управление. Тогда можно дальше не придавать цвет, просто потому что управление реализовано.

❖ Это метод не очень объёмных событий, потому что внесённая информация сразу же влияет на дуги: например, лучше не представлять позвоночник между дугами, потому что начинается действие на дуги и затягивается управление.

❖ Как только вносим конструкцию мышления, получаем, что сама конструкция начинает светить и она начинает менять структуру, например, вот этих дуг.

«И данный принцип управления с точки зрения ну устройства системы мира заключается в том, что, значит, существует подобный элемент какой-либо по отношению к любой системе, и то, что подобный элемент как нейтральная система в определённой комбинации события является тоже управляющим уровнем. То есть подобная система здесь выделена всё-таки как средство управления. Поэтому в данном случае это видно как закон управления».

27. Метод управления цветом – щиты

Щиты – это более ёмкая система: она может выдержать множество событий и как бы не прогнуться, то есть если нужно управлять многоплановой информацией, то используется метод щитов. Выделяются своеобразные, тоже немножко вогнутые от вас щиты – как сегменты сферы. Первый щит ближе к человеку, второй – больше размером, третий щит – самый большой, он информируется областью Учения Григория Грабового, которая соответствует предотвращению возможной глобальной катастрофы. Это управляющий сегмент, управляющий щит.

«Когда мы выбираем полусферы, мы как бы делаем более большой объём информации, тогда мы можем больше высвечивать систему управления».

Цель управления располагается между большим щитом и внутренним как бы сегментом сферы. *«В данном случае цель управления в принципе можно рассматривать более конкретно, более жёстко и более сжато, как, например, некий отрезок световой, соединяющий центр или там какую-*

то часть первого щита и второго, значит, как некую трубочку, да?.. и внутри происходят все события».

Здесь надо варьировать ещё интенсивность выявления события в цветовом и в световом аспекте. Полусферы имеют больший объём, чем дуги, поэтому можно больше высвечивать информации. Здесь, как при работе с двумя фонариками, надо смотреть, чтобы конструкция событий не высвечивала сильно на вашем восприятии цвет этого щита: не затеняла например. Можно в пространство между щитами поставить здорового человека или целую атомную станцию. Система очень устойчива, она не прогибается, можно работать длительное время.

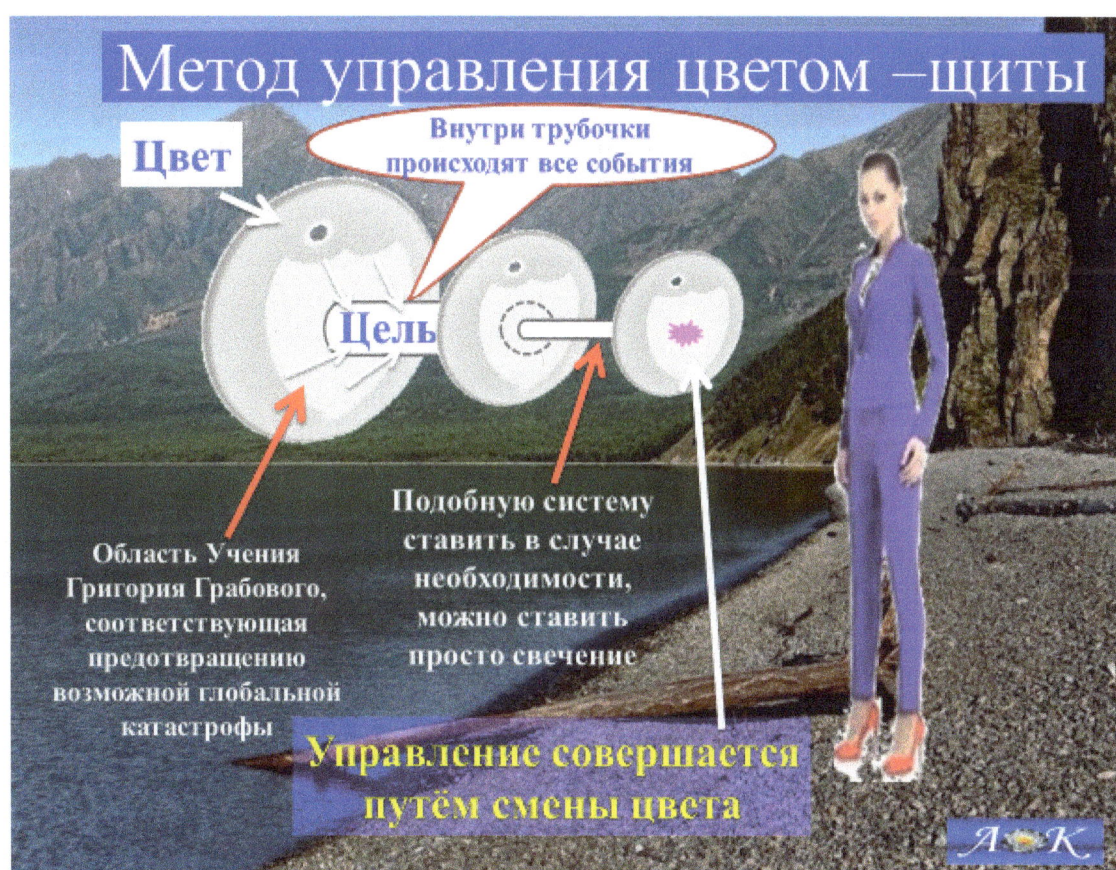

Между первым и вторым щитом, ближе к человеку, ставится то же самое событие. Управление совершается путём смены цвета более близкого щита, как бы вот этого сегмента сферы. Управление может быть совершенно локальным: то есть засветить одну точку в каком-то месте полусферы-щита, сохраняя всё другое примерно такого же цвета, как и всё остальное. Цвет может оставаться просто даже серебристо-белым, а управление может осуществляться даже потому, что вы действуете вот так: пользуетесь законами управления через цветовую систему.

Задача – например не допустить взрыв какой-то ядерной станции: именно той, которая вообще реально существует и может привести к глобальной катастрофе. Ставя эту ядерную станцию между более что ли большим по радиусу сегментом сферы и внутренним, вы уже делаете управление. Щиты можно рассматривать как достаточно удобную, существующую всегда при вас заготовку, это всё-таки цвет, свет вашего восприятия, а формы соответствуют этому цвету или цветам.

Конструкция простая: появилась информация о проблеме на ядерной станции – взяли прямо туда её забросили в восприятии. И всё – больше ничего делать в принципе дальше не надо. *«Дальше начинаются проценты регулирования, которые действуют на то, чтобы не было этого взрыва».* Если смотрим, что надо что-то добавить, – то начинаем работать уже с более приближенным к себе уровнем вот этого сегмента сферы.

Дальше объект насыщаем цветом. В данном случае каждый элемент – это есть управление. Потом можно создать подобную систему: здесь это не жёстко – подобная система создаётся в том случае, если это надо. В принципе – лучше всё-таки закладывать мысль – свечение, потому что свечение на самом деле подобной системы идёт как бы усилением просто света, и оно так или иначе всё равно существует в виде управления – вот это вот состояние подобной системы. При работе с цветом в Душе и в Духе цвет имеет бесконечный уровень свечения, следовательно вы всё равно затрагиваете, как бы проецируете систему.

Почему делается обязательное создание подобных систем? Потому что это и уровень устойчивости, и уровень контроля. Волевым управлением построили следующую станцию – ясно, что цвет, он не бесконтрольно развивается. А дальше Душа и Дух работают так: там другие законы оптического распределения информации, нежели в логике, в физическом мире. Получается, что дальше вы работаете по законам Души, то есть это переход между оптикой работы Души и оптикой работы логической фазы Сознания.

Работа со светом часто очень тонкая работа, но она может быть сразу в системе управления. *«Как только мы создаём большие массивы, то они имеют специфику для управления какими-то конкретными процессами. И поэтому при управлении через цвет по возможности находите класс управляющих систем, то есть распределяйте, что в этот момент лучше: или быстрый доступ, или всё-таки как бы интенсивность управления».* Вот вы зафиксировали ядерную станцию два раза – несколько секунд подержали в восприятии: тогда лучше на больших массивах держать, то есть на щитах, а не на дугах.

И здесь можно ещё поработать с контуром ядерной станции, плюс внешний щит – это всё равно, как пульт некий управления: можно засвечивать какие-то позиции, то есть своим Сознанием высвечивать некие точки, области, можно строить возле этого более близкого щита, – по возможности не затрагивая предшествующие два щита – можно строить управление за счёт около цветовых областей.

В управлении с цветом работать лучше сначала на нейтральном серебристо-белом цвете: достигать цели управления. Потом только можно начинать производить окрашивание – это минимизация оптимальности. Можно работать около цветовыми областями, не обязательно как бы в самой системе, потому что с цветом достаточно просто варьировать управление в плане доступа и силы, кстати, давления, можно работать как на весах.

Управление цветом позволяет избегать оттенков, например, взяли фиолетовую область засветили. *«И фиолетовая область даёт точку управления, проецируется, получается синяя точка управления – не обязательно, что она будет фиолетовая».*

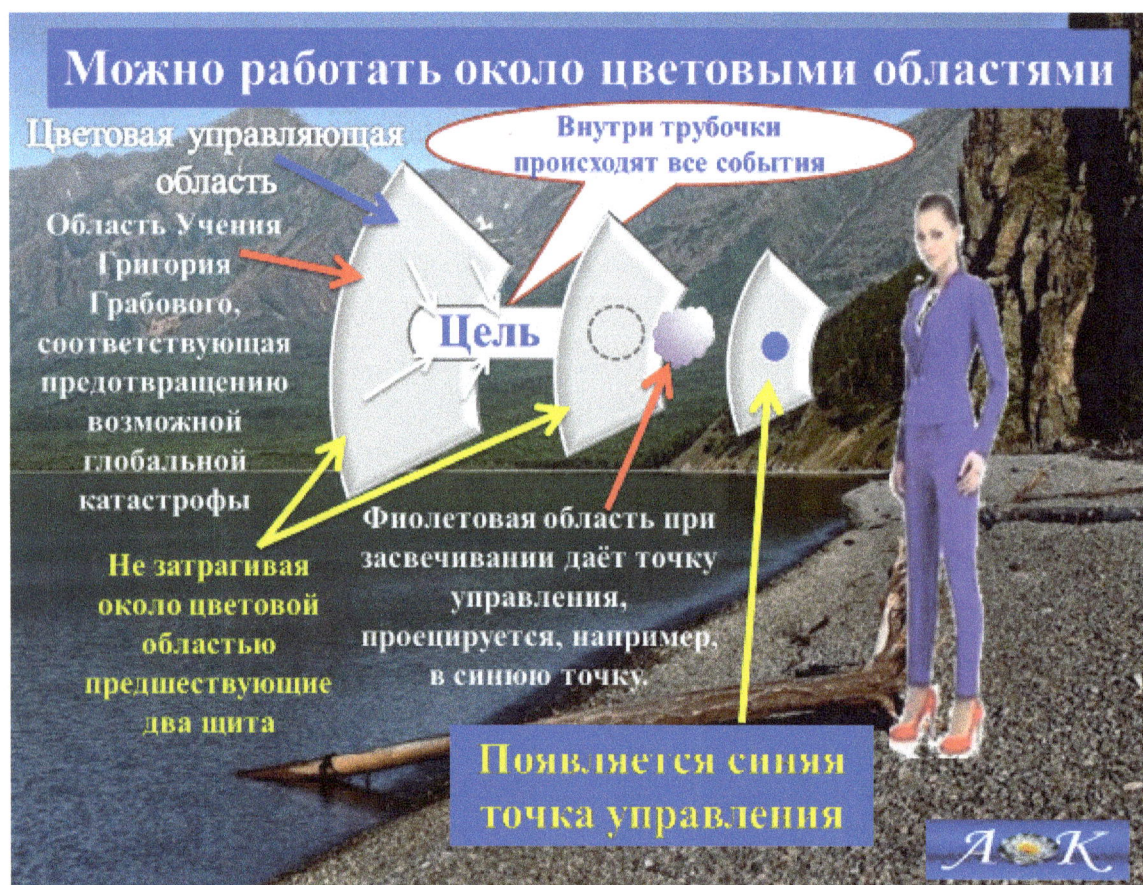

Именно выделение фракции света – можно здесь использовать как очень точную технологию управления, так как распространимость цветовой волны – это очень точная система: просто цвет, он всегда имеет максимальный принцип входа в систему.

Максимальный доступ – это в том числе и контролируемость управления. *«Характеристики управляемости заключены в функциях возможности что ли самого цвета, который как бы является стыкующей точкой в данном случае оптических систем Духа и логики, то есть Сознания».* Высвечивание вообще структуры Учения на третьем цветовом щите – там работают ученики, последователи – уже даёт предотвращение возможной глобальной катастрофы, потому что там просто есть технологи, которые знают эту систему.

28. Метод цветового пятна

С первого взгляда это простой и доступный метод. Строим область управления перед собой в виде некого цветового как бы пятна. Цель управления в этом методе выделяется просто любым цветом – сразу же назначается какой-то цвет. Выделяется слева примерно половина области управления: и она определяется как область Учения Григория Грабового в направлении предотвращения возможной глобальной катастрофы. В этой области выделяется рельеф – некая такая поверхность, похожая на систему неких выпуклостей в область конусообразного что ли развития по отношению к вам. Находим на этой выпуклости более маленькую область максимального свечения.

Управление заключается в том, что в восприятии – это именно смысл, тонкость управления – выделяемая область Учения по предотвращению возможной глобальной катастрофы максимально должна быть высвечена слева. При этом выделяем в

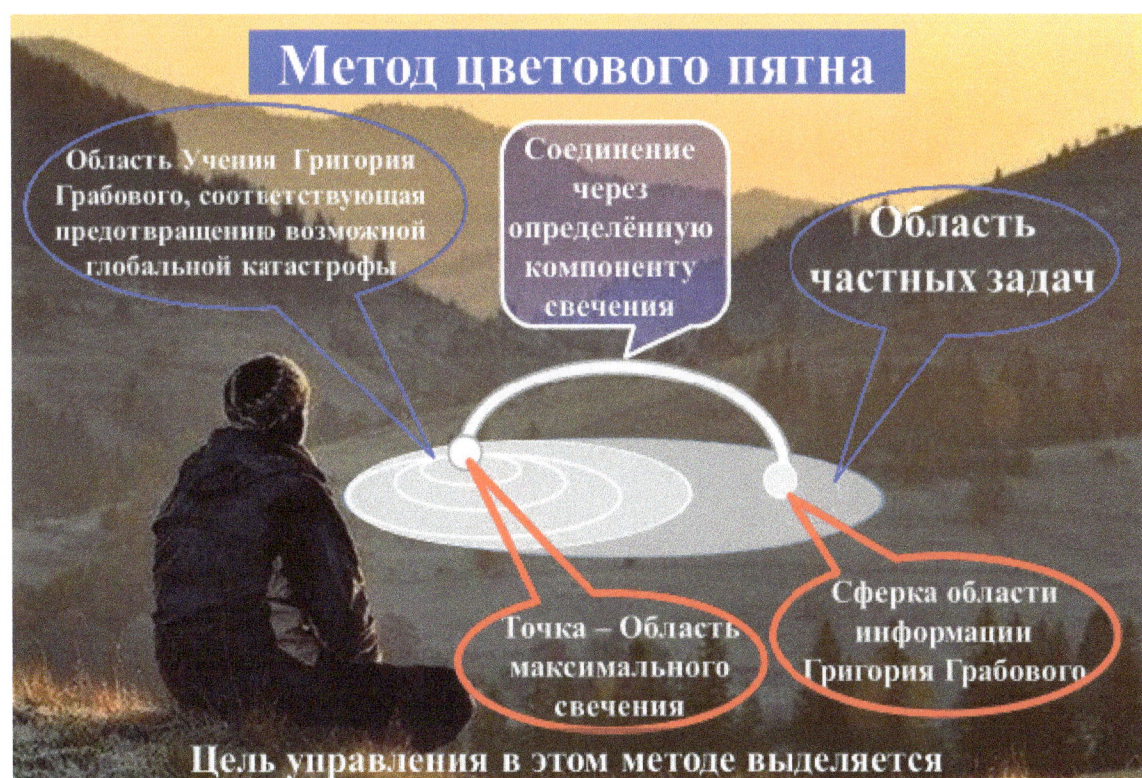

Метод цветового пятна

Область Учения Григория Грабового, соответствующая предотвращению возможной глобальной катастрофы

Соединение через определённую компоненту свечения

Область частных задач

Точка – Область максимального свечения

Сферка области информации Григория Грабового

Цель управления в этом методе выделяется

области Учения всё-таки максимально светящуюся точку: в большей части она как бы выше, ближе к нам.

Справа – это то, что называется уже частным управлением, то есть справа выделяется область частных задач, частного уровня событий. В правой части управления можно просто выделить область информации Григория Грабового – высветить её в виде некой сферы, например. Цель управления выявить так, чтобы от области информации Григория Грабового было соединение путём как бы определённой компоненты свечения. Применяемая технология по задаче может сразу же действовать на управление.

И дальше выделяются в области Учения именно максимально светящиеся компоненты: сам процесс выделения – это уже управление. И часто достаточно в таком уровне просто выделить в виде некого такого пятна светящегося.

Цель управления может быть совершенно разная – это могут быть макрособытия, какие-то политические, региональные, то есть здесь можно работать, как с картой, с атласом неким событий. Если это как система лечения – тогда сам человек, он должен быть выявлен в виде контура просто физического тела: этот контур находится за некой световой линзой.

Работа идёт серебристо-белым цветом. Серебристый оттенок – придаёт динамику белому цвету, то есть вместо, например скорости движения автомашины, получается космическая скорость, если белому цвету придать серебристый оттенок. Григорий Петрович Грабовой рассматривает в этом методе такое понятие, как информация управления, – как вообще она растёт? *«Вы же воспринимаете весь мир и реальность в виде цветовых систем: света, цветов… Мы получаем информацию – в оптическом варианте воспринимается именно, как цвет или свет. Следовательно здесь можно работать с очень глубокими системами мира, в общем-то, в простых понятиях».*

«Следующий элемент заключается в том, что именно макродоступ, как бы идеологическая цель спасения всех, даёт всегда очень высокую концентрацию как бы в целевых системах управления». Например, видим, что предотвращение возможной глобальной катастрофы уже произошло как бы с

точки зрения развития спектра света, тогда можно ввести параметр спасения лично каждого – чтобы не допустить даже мелкой локальной катастрофы. Здесь существует так: можно управлять по цели излечения, выдерживая только план предотвращения макрокатастрофы, закладывая в излечение этот же план. Получается – при лечении делается всё равно одна и та же работа: не допустить глобальной катастрофы и обеспечить вечное гармоничное развитие.

Когда цикл закончен, можно как бы делать некое сканирование пространства, что ли, времени. Через горизонтальный уровень цвета можно находить – что вообще в прогнозе может быть, что можно предотвратить.

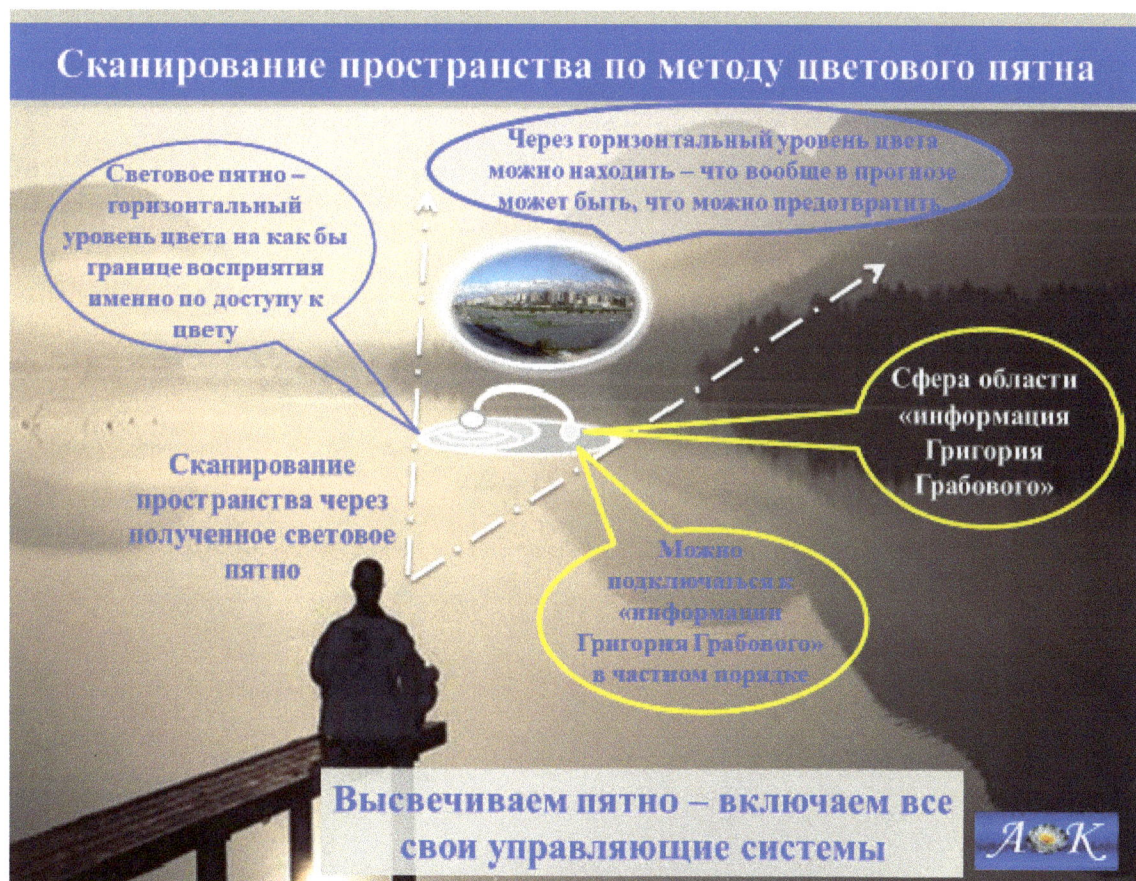

Это достаточно хороший инструмент именно по уровню дополнительного получения информации от уже выявленной вами области. Сканируем информацию и берём её за этой некой линзой, за световым пятном. Полученная область воспринимается сразу, как просто световое пятно, и не надо детализировать, синхронизировать с известными системами, например. Это цветовое пятно – как пластинка цветовая, кстати, находится на как бы границе восприятия вот именно по доступу к цвету где-то примерно возле тела.

И как только высвечиваем пятно, как бы включаем на самом деле все свои управляющие системы. Частный порядок такой: выделили пятно, разделили на две части, сделали управление – в частном порядке нашли детали. Если высвечивать частные задачи, можно подключаться напрямую к «информации Григория Грабового». Есть тонкость при высвечивании других частных задач, поэтому желательно смотреть оригинал или читать весь Авторский текст.

Например, Григорий Петрович говорит, что можно выделять какой-то частный круг задач, который ещё сохраняется после того, как вы как бы делаете первое действие, и очерчивает при этом пространство вокруг светового пятна. Получается, что найти частные задачи надо не в пространстве за световым пятном, а в пространстве управления, которое засвечено этим цветовым пятном, подключая при этом сферу «информации Григория Грабового». В таких случаях просто нужна практика.

Работа по методу цветового пятна

Вне этого цветового пятна в первую очередь находится физическая реальность.

Для продолжения управления можно строить цветовые гаммы

Стоит вам только за эти границы выйти, можно попасть сразу в систему управления – конкретно на физический какой-то объект

Цветовое пятно в пространстве восприятия – это работа сразу в физическом теле человека

Ваша мысль в данном случае или ваше управление за счёт духовной или мыслительной формы управления сразу же, например, строит клетки, восстанавливает.

Если управление нужно продолжить после первой итерации цветом серебристо-белым, тогда начинаем строить цветовые гаммы: левую часть можно окрасить одним цветом, правую – другим. Выбор цветов остаётся на ваше усмотрение.

Важным уровнем реальности в управлении является то, *что* вообще находится вне этого цветового пятна. *«Вне этого цветового пятна в первую очередь находится физическая реальность».* Это даже не пространство мышления, это даже не уровень наиболее близкий, где есть действие Духа. Стоит вам только за эти границы выйти, можно попасть сразу в систему управления – конкретно на физический какой-то объект.

Если это цветовое пятно приблизить к физическому телу человека как бы в пространстве уже восприятия, вы работаете сразу в физическом теле человека. *«И если потом уже как ну как бы контролировать этот процесс, то можно видеть, что ваша мысль в данном случае или там ваше управление за счёт духовной там или мыслительной формы управления сразу же, например, строит клетки, восстанавливает например».*

По технологиям этих лекций надо иметь универсальные системы восприятия не только для распространения всем, но главное – чтобы они правильно передавались в описании.

29. Управление по цвету – выделение внешней части управления по отношению к цели управления

МЕТОД УПРАВЛЕНИЯ ПО ЦВЕТУ –
ТЕХНОЛОГИЯ ГРИГОРИЯ ГРАБОВОГО

Область Учения Григория Грабового

ЦЕЛЬ

Это совершенно лёгкий способ управления.

Вам даже не особенно нужно задумываться над тем, что будет происходить внутри как бы самой системы: просто вы выделяете всю внешнюю систему по отношению к цели управления.

Это совершенно лёгкий способ управления. Вам даже не особенно нужно задумываться над тем, что будет происходить внутри как бы самой системы: просто вы выделяете всю внешнюю систему по отношению к цели управления. Во внешней системе просто выделяем линию или какой-либо элемент цвета, который соответствует области Учения Григория Грабового по предотвращению возможной глобальной катастрофы – это выделение лучше сначала ввести, например, в белом, серебристо-белом цвете.

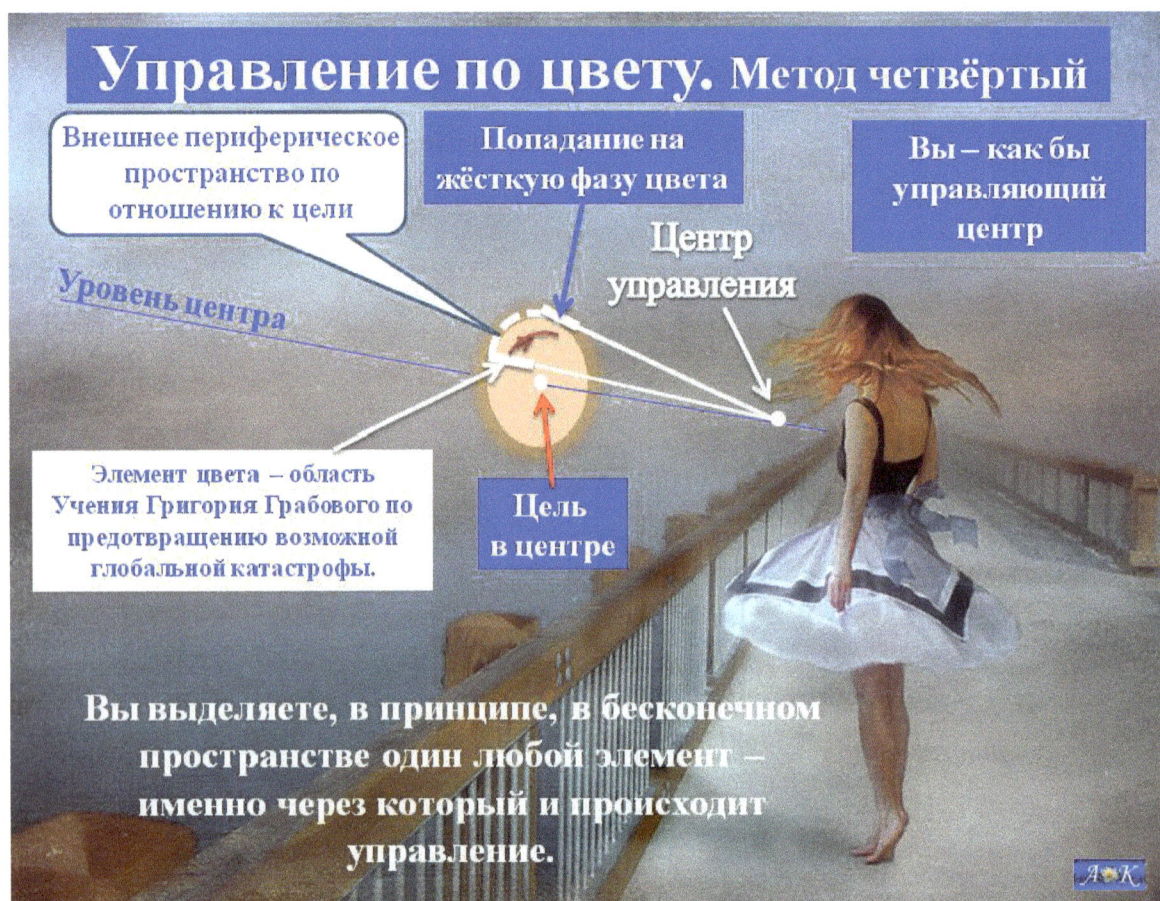

Желательно двигаться по часовой стрелке, то есть как бы стрелку с областью Учения вести вправо от уровня напротив сердца. Область управления – это своеобразное пятно света, но уже размытое, потому что не надо выделять детали управления: пятно находится в центре выделенной внешней системы.

Начинаем двигаться по часовой стрелке – можно мгновенно – и сразу находим некую такую линию, которая идёт от этого уровня в центре, который является именно целью управления.

Фиксируем всё-таки какой-то элемент как бы свечения, который и является именно управляющей системой

Схема управления:

- выделяем в бесконечном пространстве один любой элемент, именно через который и происходит управление, то есть вы как сообразный управляющий центр;
- управление в данном случае простое и очень быстрое, сопоставимое с принципом мгновенного управления;
- выделение центрального пятна в управлении, центральной области без каких-либо даже специальных характеристик;
- достаточно на духовном уровне просто держать цель и выделить центральную часть управления;
- причём всё внешнее периферическое пространство выделяется;
- в левой части выделяется – лучше всего ближе к сердцу – именно область Учения, соответствующая предотвращению возможной глобальной катастрофы. И двигаясь практически мгновенно вправо, – просто можно потом увидеть – как бы попадаем на жёсткую фазу цвета;
- как только фиксируем именно эту жёсткую фазу цвета, управление осуществляется.

В этом уровне управления всего лишь три элемента действия:

- ➢ это выделение области управления, при этом не вникая вообще в систему;
- ➢ потом выделение именно цвета, соответствующего области Учения о предотвращении возможной глобальной катастрофы;
- ➢ и следующее действие сразу же по часовой стрелке по отношению к вам. Это выделение управляющего центра.

Повторить необходимо несколько раз этот метод: чем больше раз вы его повторяете, тем быстрее по скорости находите прямой управляющий путь, где возникает как бы конусообразный принцип управления – уже объёмный. Можно делать не объёмный принцип, а именно движение по часовой стрелке справа налево по отношению к физическому телу.

Переход в многомерную область – это самоощущение формы: признание этих принципов даёт управление. *«Получается, что любая задача, которая к вам приходит, она решается».*

Задача: зафиксировать всего две вещи, как стрелки часов: одна линия – область Учения Григория Грабового, соответствующая предотвращению возможной глобальной катастрофы, *«и вторая линия – это то, что является, собственно говоря, именно как бы фиксацией – на что нужно обратить внимание, чтобы совершилось, мгновенно совершилось управление»*.

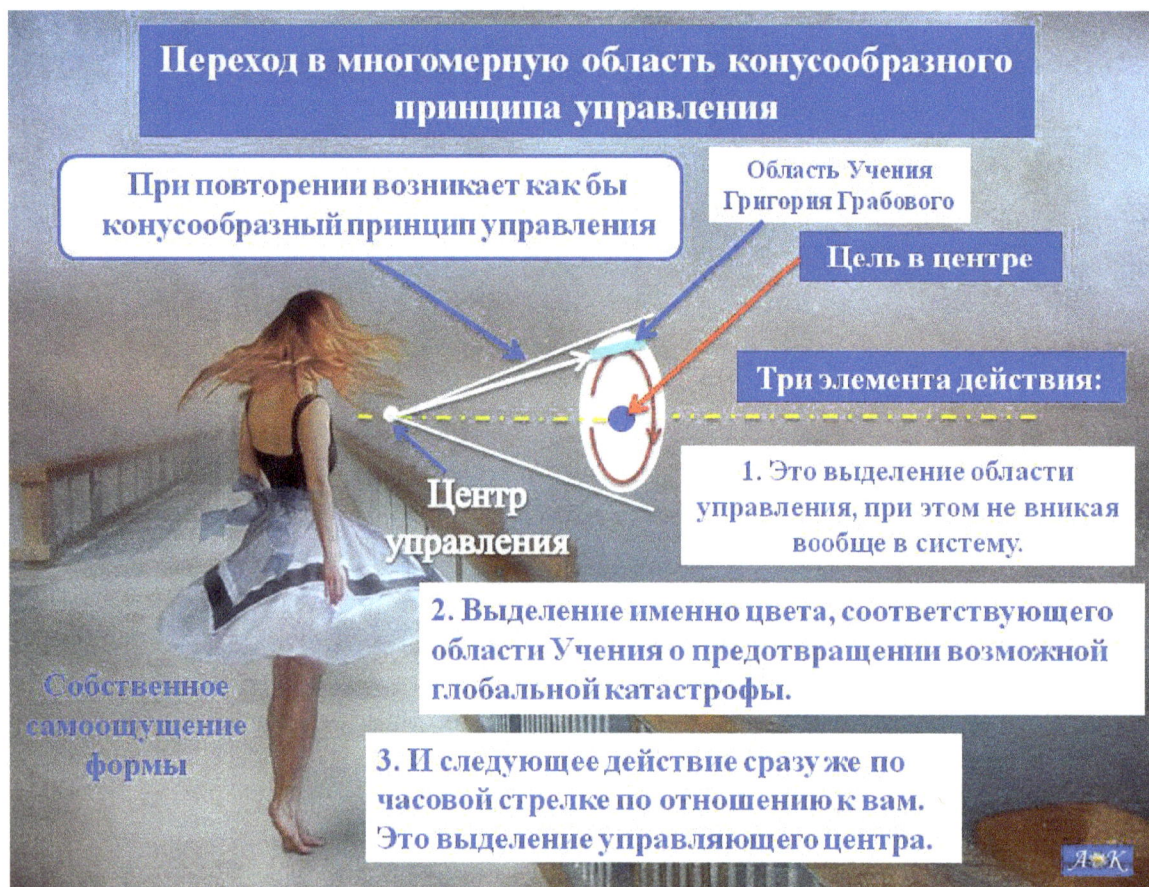

И так как вы всегда знаете собственную форму, любые вопросы, с которыми к вам обращаются там в телепатии, вы их решаете по вашим целям, даже когда спите и так далее: это такая достаточно автономная система от системы постоянной концентрации за счёт Сознания. Но тем не менее эти методы управления можно проводить и в обычное время.

Если идёт, например, коллективная концентрация Сознания по специальным вопросам, законам, то, в общем-то, если делать концентрацию в оптической системе, то доступ может быть очень ярким: коллективная фаза может засвечиваться очень быстро, сильно. Можно определить и конкретные цвета по концентрациям – если говорить, что это только серебристо-белый или белый – то в принципе коллективная фаза всё равно выявляется очень быстро и как бы ёмко что ли – там удельный вес высокий будет на единицу Коллективного Сознания.

В принципе эта система работает, даже когда человек может спать. Управление происходит неким оптическим лучом, то есть цветом или светом: многие вещи будут очень знакомы и понятны.

30. Метод управления – лоскут цвета

Пятый метод управления с помощью цвета из данного курса лекций заключается в следующем: выделяется пространство вокруг себя, то есть вокруг физического тела, в виде такой светонасыщенной области – как будто бы светит некий прожектор. Этот некий прожектор светит не откуда-то, а вы и являетесь источником такого вертикального столба света.

Уровень света на уровне логической фазы представления, например, описывается в семинаре так: вы стоите в каком-то бесконечном пространстве – светит очень сильный свет, начиная с уровня ваших ног, и он светит вверх, векторно вверх.

Построение светящейся векторной области в методе лоскута цвета

Область Учения здесь более общая

Свет выше имеет такое плотное свечение уже к области плеч, и он как бы векторность теряет.

Область внешнего свечения обозначаем областью Учения Григория Грабового по предотвращению возможной глобальной катастрофы, сюда же добавляется характеристика – по технологиям и задачам вечного развития.

Получается например – начинается свечение, идущее векторно вверх, потом оно рассеивается, и вектора уже дальше нет.

На духовном уровне надо знать: световой столб бесконечен, там нет неких ограничений сверху.

Свет выше имеет такое просто плотное свечение уже к области плеч, и он как бы векторность теряет. Векторность этого свечения – от уровня как бы стоп и до уровня плеч, дальше идёт просто такое фоновое свечение.

Эту область внешнего свечения обозначаем областью Учения Григория Грабового по предотвращению возможной глобальной катастрофы, сюда же добавляется характеристика – по технологиям и задачам вечного развития. Область Учения здесь будет более общая.

И вот это внешнее свечение, оно может быть сразу выражено в каком-то более свойственном вам цвете: лучше ближе к светлому – например, белый с каким-то серебристым, но могут быть сразу какие-то светлые тона. Можно только с одной стороны представлять свечение, не обязательно этот своеобразный столб представлять жёстко, как цилиндр. Просто на духовном уровне надо знать, что этот столб, как бы который вас окутывает, он бесконечен: там нет, например, неких ограничений сверху.

Область цели управления в виде лоскута цвета ставится между вашим физическим телом и этим столбом света вокруг вас, где его границы начинаются: это может быть в 20-25 см от тела. Цель управления лучше всего поставить в виде цвета: например, считаем, что излечение – это такой-то цвет. Ставим слева напротив сердца.

Взяли своеобразный как бы лоскут света, цвета просто любого, который называется целью управления. Это уже работа на уровне Души здесь идёт через цвет: там не работаем с системами, проявленными на логической фазе. Значит, взяли этот своеобразный лоскут цвета и вывели уже логической фазой управления, как волевой фазой, над головой где-то – дали бесконечные характеристики по реализации.

Вывели вверх над головой, где уже интенсивность такая высокая по цвету – именно фундаментального плана Создателя – там начинается свечение, которое имеет бесконечный уровень доступа в любой фазе. А потом взяли и быстро поставили назад, вот где вы цель сформировали: вывели наверх и поставили обратно.

Метод лоскута. Постановка цели управления и схема управления.

Бесконечные характеристики по реализации

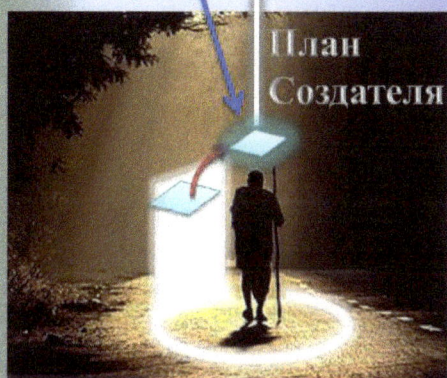

План Создателя

Цель управления – лоскут цвета – вывели волевой фазой над головой

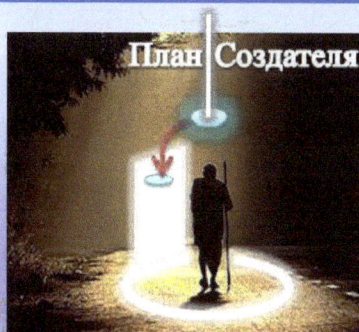

План Создателя

Начинается свечение, которое имеет бесконечный уровень доступа в любой фазе

Потом взяли и быстро поставили назад, где вы цель сформировали.

Область цели управления в виде лоскута цвета ставится между вашим физическим телом и этим столбом света вокруг вас, где его границы начинаются: это может быть в 20-25 см от тела. Ставим слева напротив сердца.

Здесь происходит реализация, так как идёт быстрый доступ в бесконечную область: пока тащим этот кусочек цвета, он может как бы уменьшаться. Пока тянем один объём – уже реализовалась цель, потом вывели наверх цвет, он – как бы своеобразный фотон – начинает разлетаться.

«Потом обратно поставили – он может быть не точно такой, но вы просто знаете, что даже одна точка такого цвета содержит вашу цель – ну своеобразный такой лоскут, который по краям ещё может ну как бы уже не иметь чётких контуров: может вместо четырёхугольника появиться там какой-то, ну например, круг или какая-то такая около этого форма. Поставили обратно на место и зафиксировали. Можно в принципе на место не ставить, если хотите – можно только вывести наверх».

Повторение схемы управления:

➤ начинается свечение, идущее векторно вверх, обозначенное областью Учения;

➤ потом оно рассеивается и вектора уже дальше нет;

➢ цель по отношению к вашему телу, например, какой-то совсем маленький лоскутик цвета, – вы должны как бы увидеть место этого лоскутика по отношению к этому столбу света и по отношению к себе;

➢ для быстрого и точного осуществления цели управления важно зафиксировать всё-таки координату: вы внутренне оцениваете примерно месторасположение, как бы смотрите на внутреннем плане – где находится этот лоскуток, запоминаете место;

➢ дальше можете двигать просто вверх – выводите на уровень управления по законам Создателя, законам вечной жизни – и всё;

➢ можно ещё спустить обратно в это же место.

Метод лоскута. Постановка цели управления и схема управления.

Начинается свечение, которое имеет бесконечный уровень доступа в любой фазе.

Область внешнего свечения обозначаем областью Учения Григория Грабового по предотвращению возможной глобальной катастрофы, сюда же добавляется характеристика – по технологиям и задачам вечного развития.

Лоскут цвета – цель управления ставится напротив сердца между телом и областью свечения, затем выводится над головой.

Получается управление, собственно говоря, без уровня следственных признаков: управление осуществляется так как бы, если бы не было никакого влияния. *«Например, может быть так, что кусок ткани, орган просто вырастет, как будто он был всегда там, если его не было там и так далее, или осуществилось событие, но оно настолько гармонично, что в принципе так мир и развивается, – это как бы по условиям именно развития мира, мироздания».*

Здесь большое значение имеет именно духовное видение своей собственной обычной физической формы, потому что вы в данном случае управляете в том числе своей собственной формой – формой, переструктурированной в восприятии на свет. Когда уже следственная часть – вы работаете в фазе, где Дух организовывает тело в общем-то. *«И это само по себе и есть принцип вечного управления, вечного развития тела – само по себе».*

«И когда вы используете этот уровень, вы можете делать, вообще говоря, любое управление ещё и потому, что структура вечности – это бесконечное управление, а если ещё и с бесконечным доступом света, то получается, что вы любое событие можете реализовать, вообще говоря, всегда при точности, да?.. координатной системы».

Специальное управление на увеличение скорости управления какого-то цвета по отношению к белому

Уровень управления по законам Создателя, законам вечной жизни

Цель – это увеличение скоростных характеристик выбранного цвета

Свечение – это область Учения Григория Грабового по предотвращению возможной глобальной катастрофы плюс структура вечности

Схема управления:
• начинается свечение, идущее векторно вверх;
• потом оно рассеивается и вектора дальше нет;
• вы должны как бы увидеть место этого лоскутика по отношению к этому столбу света и по отношению к себе;
• важно зафиксировать координату: внутренне оцениваете месторасположение – где находится этот лоскуток, запоминаете место;
• дальше цель двигаем просто вверх;
• можно цель вернуть обратно в это же место.

Точность понимания технологий очень важна, а она часто дана именно в Авторском тексте, в переходах, объяснениях, иногда повторениях, сравнениях и так далее. Поэтому в первую очередь – важно слушать или смотреть сам семинар, когда идёт непосредственное общение с Григорием Петровичем Грабовым.

«Когда вы работаете с любым цветом, вот надо ещё такое правило по возможности выдерживать: что по возможности любой другой цвет, кроме белого и там серебристо-белого, не должен уменьшать скорости управления как бы в вашем восприятии».

В некоторых случаях вы должны специально увеличивать, если нужно, управляющие конструкции именно скорости распространения управления, если вы работаете с цветом. Например, вы считаете, что именно этот цвет может работать именно в этой ситуации, тогда вы специально делаете управление на увеличение скоростных характеристик цвета. Происходит некая такая ситуация, что вы как бы оживляете цвет, в общем-то. *«Можно создавать ну как бы оживлённые, самостоятельные системы, которые постоянно реализовывают цель вашего управления, даже если вы один раз задали её, потому что они просто синхронизованы с системами из жизни в цвете».*

УПРАВЛЕНИЕ ПОСРЕДСТВОМ ЗВУКА – ТРИ МЕТОДА. УПРАВЛЕНИЕ ПОСРЕДСТВОМ ФОРМ – ДВА МЕТОДА

31. Управление через уровень всеобщего звука

Образовательный курс управления заканчивается на достаточно как бы лёгком материале. Первый метод управления посредством звука заключается в том, что вы рассматриваете уровень звука именно всеобщего, который находится вокруг вас. При этом нет ограничений, нет никаких форм – есть просто звук.

И рассмотрев уровень всеобщего звука, назначаем первую волну звука областью Учения Григория Грабового, которая соответствует разделу предотвращения от возможной глобальной катастрофы. Необходимо чётко выделить – что первое, что мы услышим, начав генерировать звук, – это область Учения. *«Звук, он может генерироваться в виде там определённых именно ну как бы уровней таких, как вот обычный звук».*

Практика показывает, что звук, как только мы начинаем работать с ним, легко поддаётся управлению.

Схема управления:
- ❖ рассмотреть уровень всеобщего звука;
- ❖ соотнести первую волну звука с областью Учения Григория Грабового, соответствующей предотвращению возможной глобальной катастрофы;
- ❖ запомнить, что дальше – звук, в котором управление по вашей задаче, например управление событием.

32. Управление через локальную звуковую волну

Метод второй заключается в том, что при управлении звуком воспринимается идущая к вам волна. *«Это уже локальная система».* В первом методе звук звучал везде вокруг вас, то в этом методе звук откуда-то идёт, как локальная волна: например летит самолёт, – звук слышен локально, он с одного места слышен – и вы воспринимаете идущий звук.

Назначаем первую волну звука областью Учения Григория Грабового в части предотвращения возможной глобальной катастрофы и обеспечения вечного развития. Здесь две компоненты: в область входит ещё уровень обеспечения вечного

Управление через локальную звуковую волну

ПЕРВАЯ ВОЛНА звука – это область Учения Григория Грабового в части предотвращения возможной глобальной катастрофы и обеспечение вечного развития.

В данном методе звук выбирается самостоятельно

Дальнейший звук, который вы притягиваете к себе, как к магниту, – это есть управление вашим событием.

Можно нагружать звук смысловыми аспектами, ассоциативными.

Локальная звуковая система

развития. Как только слышим первую волну, – это и есть область Учения по двум компонентам.

Дальнейший звук, который вы притягиваете к себе, как к магниту, – это есть управление вашим событием. Звук может быть любой: можно как бы выделить мелодию, можно выделить просто генерацию хаотичного звука, как некий грохот моря или прибой. В данном методе звук выбирается самостоятельно – может быть и какой-то лай, например собаки, – нет проблем, если вы считаете, что собачий лай управляет. Кстати, действительно – если собака лает, то она преграждает кому-то путь, а это уже управляющая система. *«То есть можно нагружать звук смысловыми аспектами, ассоциативными».*

33. Генерирование звука возле себя

Третий метод управления посредством звуков *«заключается в том, что вы звук начинаете генерировать возле себя и выталкивать как бы от себя волной».* Первая волна генерации – которую вы генерируете – эта волна соответствует области Учения Григория Грабового в части предотвращения возможной

глобальной катастрофы. Здесь часть именно одна рассматривается. Следующее, что вы генерируете, – это фактически цель управления.

В данных трёх методах есть один общий принцип – вы формируете цель управления, *«то есть задаётесь на уровне мышления целью управления, а затем производите вот эти действия со звуком, как бы вкладывая именно в звук управление по реализации цели».* Например, работает система вообще звуковая, тогда принцип такой: чем больше вы сгенерируете такого звука, тем вы больше сделаете управления.

На момент генерации вы можете видеть светоформы: например волна – она видна, потому что вы всё равно видите, как серебристый контур такой хаотичной волны или как некий солнечный блик. *«Можно это смотреть, можно не смотреть, можно работать просто со звуком, но можно как бы смотреть именно – как выглядит волна... Например, музыканту лучше работать со звуком, но без светооптических образов: и поэтому он чётко понимает, что такое волна на духовном уровне, но, например светооптику, может не воспринимать».*

При реализации бесконечного развития звуковой волны – генерация звука вокруг себя – вы не имеете ограничений.

Используется здесь свойство звука – любая фрагментация звука, так как нет ограничений, например в пространстве и во времени, то в данном случае звук – как некая абсолютная система, которая распространяется именно в пространстве восприятия. *«И поэтому получается, что вы как бы ну работаете всё равно с бесконечным уровнем, вы не ограничиваете себя несущей платформой для управления»:* тогда ваше управление сразу же становится именно всеобщим.

Принцип всеобщности заключён в том, что вы работаете именно с понятием звука, – не работаете даже со светооптикой. Она есть, но может быть неконцентрированной, например. А звук – это есть основная характеристика данной работы.

УПРАВЛЕНИЕ ПОСРЕДСТВОМ ФОРМ

34. Управление посредством сферы серебристо-белого цвета

Первый метод по управлению формами – совершенно простой. Метод заключается в том, что в управление выводится сфера, которая расположена где угодно. Форма сферы серебристо-белого цвета, которая представляется или воспринимается где угодно, то есть нигде не фиксируется её место расположения.

В этой сфере внешняя поверхность соответствует области Учения Григория Грабового по предотвращению возможной глобальной катастрофы и по обеспечению вечного гармоничного развития. А внутренняя область – это область управления, ваш управляющий уровень. И задача – первый управляющий элемент – просто распределить эти два уровня.

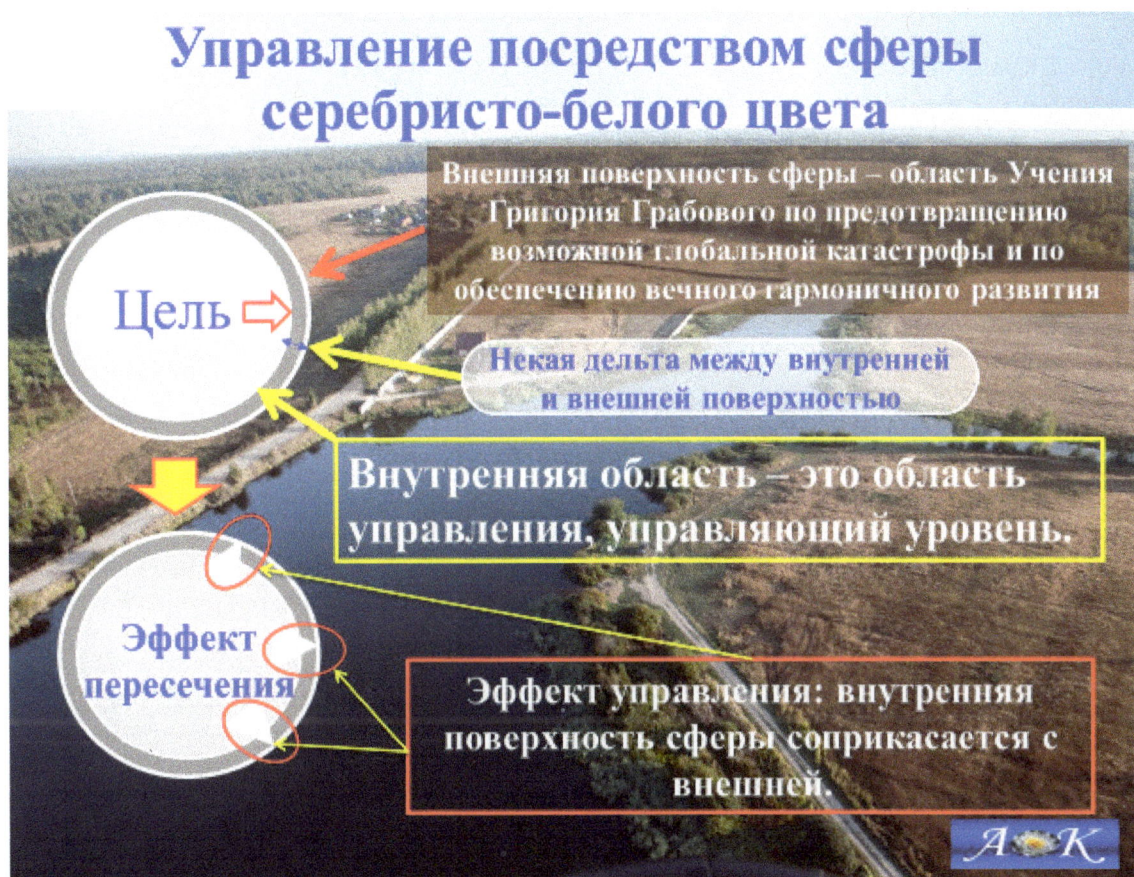

Управление посредством сферы серебристо-белого цвета

Цель ⇨

Внешняя поверхность сферы – область Учения Григория Грабового по предотвращению возможной глобальной катастрофы и по обеспечению вечного гармоничного развития

Некая дельта между внутренней и внешней поверхностью

Внутренняя область – это область управления, управляющий уровень.

Эффект пересечения

Эффект управления: внутренняя поверхность сферы соприкасается с внешней.

А❀К

«Так как внешняя поверхность известна, вы в Сознании фиксируете внутреннюю поверхность сферы». Есть некая дельта между внутренней и внешней поверхностью. Работа часто идёт просто с внутренней поверхностью: держим в Сознании цель управления.

Здесь эффект достижимости управления. Именно эффект управления заключается в том, что внутренняя поверхность сферы хотя бы в одной точке соприкасается с внешней. Эффект пересечения – это, как правило, высвечивается в виде одной точки на таком фоновом уровне свечения. *«И вы получаете управляющий эффект, то есть вы цикл управленческий выполнили».* В принципе, можно ещё создать точки, то есть скрепить во многих точках на поверхности. И дальше – проблем нет.

35. Перевод плоской формы треугольника в объём бесконечного столба

Управление посредством формы во втором методе заключается в том, что сначала выделяется просто треугольник в пространстве восприятия, который вращением переводится в конусообразную форму основанием вниз, затем форма конуса вводится в бесконечный вертикальный столб.

И этот вертикальный столб – это есть область Учения Григория Грабового, соответствующая предотвращению возможной глобальной катастрофы и обеспечению вечного гармоничного развития. Первичный уровень управления: столб начинает высвечивать конус. *«Сам конус, высвеченный в этом столбе, – это есть цель управления: то есть такой просто конус».*

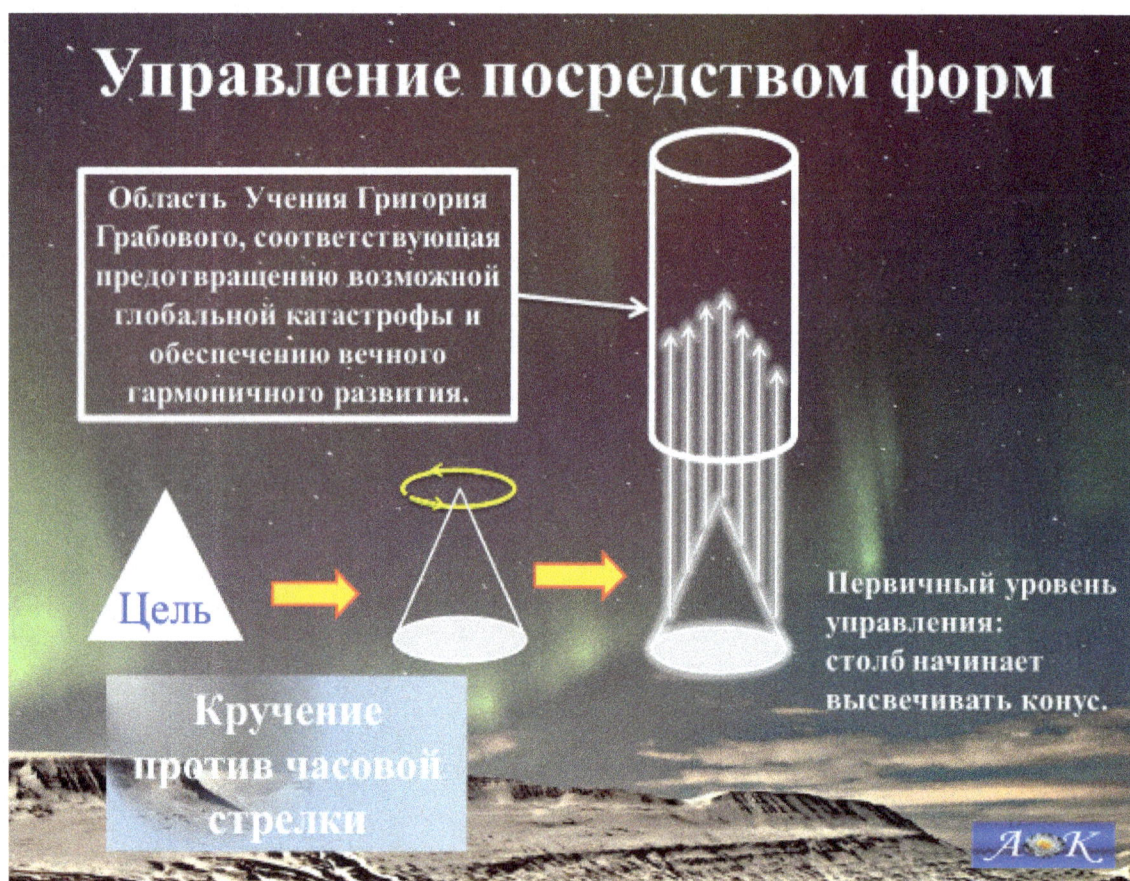

Данный метод управления посредством формы – это принцип перевода конечной формы в бесконечную. *«И эффект управления именно в переводе заключается. То есть эффект*

управления даже не в форме. Вот здесь особенность духовного управления. Это всё равно, что логическую фазу перевести в Дух: и мы получаем эффект управления за счёт перевода конечной формы в бесконечную».

Схема управления в этом методе такая:

1. имеем сначала треугольник в поле восприятия;

2. кручением треугольника против часовой стрелки образовывается конус. А можно просто сразу конус воспринять;

3. конус переходит – как бы начинает свечение сначала вверх идти;

4. свечение, идя вверх, как бы пробивает вниз – возникает такой бесконечный вертикальный столб.

Внешнее свечение – это такой бесконечный цилиндр. Цилиндрическая поверхность – это область Учения Григория Грабового, соответствующая предотвращению возможной глобальной катастрофы и обеспечению вечного гармоничного развития. Область управления – это именно поверхность конуса, которая высвечивается серебристо-белым светом этого столба управления.

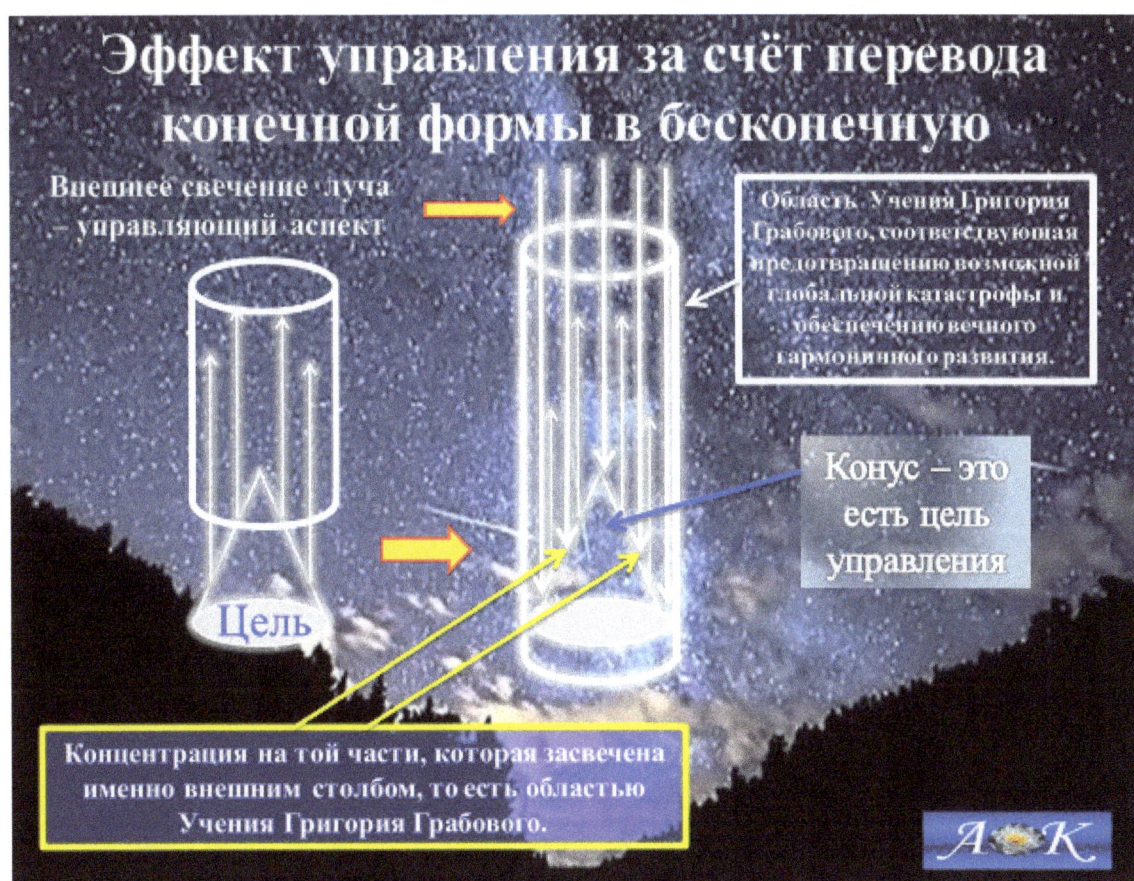

«Управление такое, что мы из конечной формы достаточно простой, плоской, получаем объёмную, а потом бесконечную. И сама же бесконечная форма действует в высвеченной части как управляющий аспект цели».

Сначала луч светится от конуса. Простое логическое развитие показывает, что обратное свечение луча сверху – внешнее свечение – даёт именно управляющий аспект. Свет может быть где-то более выражен на конусе, где-то по-разному. Надо концентрироваться на той части и выделять в восприятии ту часть, которая засвечена именно внешним столбом, то есть областью Учения Григория Грабового.

Пять методов максимально просты и используют такие известные понятия, как звук и форма. Больше здесь ничего не используется. Во втором методе управления формой используется понятие бесконечного столба, но это и есть то, что в дальнейшем можно изучать: вообще рекомендуется изучать детали этого управления.

Грабовой Г.П.: «Вы здесь видите, что когда, например, мы делаем всеобщее управление, то мы фактически делаем более интенсивным именно всеобщее развитие, то есть передаём знания мгновенно всем – следующие, да?.. знания, ну которые вы, например, освоили за счёт своих технологий, за счёт того, что вы кого-то научили, да, или за счёт того, что вы решили свои задачи. И другие люди освоили и также решили задачи, и передают знания другим, да.

И получается, что это уже другой свет – это свет, созданный людьми, где люди могут самостоятельно делать именно всеобщее управление, и они самостоятельно вполне могут решать как личные задачи и также задачи всех, да?.. всей цивилизации и, естественно, задачи тогда вечного развития. Естественно, в любом случае Бог всегда будет помогать людям». ("Учение Григория Грабового О Боге. Всеобщее действие Бога", 16 июня 2004 года.)

Литература:

1. Грабовой Г.П., **«1 лекция. Вводная** – для лекторов начального уровня», 16 апреля 2002 г.,

2. Грабовой Г.П., **«ЛНУ Лекция 2.** Система спасения и гармоничного развития Григория Грабового. Методика управления посредством концентрации на числах или создание цифровых рядов», 23 апреля 2002 г.,

3. Грабовой Г.П., **«ЛНУ Лекция 3.** Система спасения и гармоничного развития. Управление посредством фраз. Восемь методов», 14 мая 2002 г.,

4. Грабовой Г.П., **«ЛНУ Лекция 4.** Система спасения и гармоничного развития. Технология и методы управления посредством цвета», 22 мая 2002г.,

5. Грабовой Г.П., **«ЛНУ Лекция 5.** Технология спасения и гармоничного развития. Методы управления посредством звука и форм», 27 мая 2002 г.,

6. Грабовой Г.П. "Методы продвижения произведений Григория Грабового в социальных сетях интернет", 2006г.,

7. Грабовой Г.П. "Учение Григория Грабового О Боге. Всеобщее действие Бога", 16 июня 2004 г.,

www.ingramcontent.com/pod-product-compliance
Lightning Source LLC
Chambersburg PA
CBHW041155220326
41599CB00042B/7219